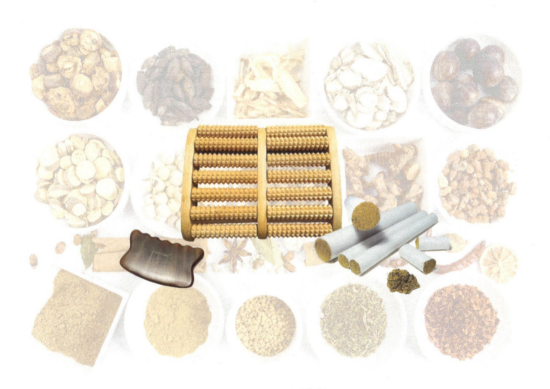

长寿秘诀

广西卫视《百寿探秘》栏目　编

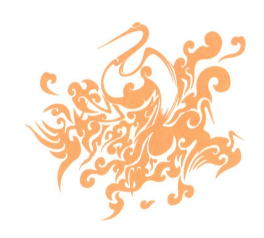

广西科学技术出版社

图书在版编目（CIP）数据

长寿秘诀/广西卫视《百寿探秘》栏目编. —南宁：广西科学技术出版社，2019.11（2023.8重印）

（百寿探秘）

ISBN 978-7-5551-1143-6

Ⅰ.①长… Ⅱ.①广… Ⅲ.①长寿—保健—基本知识 Ⅳ.①R161.7

中国版本图书馆CIP数据核字（2019）第018660号

CHANGSHOU MIJUE

长 寿 秘 诀

广西卫视《百寿探秘》栏目　编

责任编辑：何杏华　陈诗英	责任校对：陈剑平
责任印制：韦文印	装帧设计：韦娇林
设计助理：吴　康	

出 版 人：卢培钊
出　　版：广西科学技术出版社
社　　址：广西南宁市东葛路66号　　　邮政编码：530023
网　　址：http://www.gxkjs.com

印　　刷：北京虎彩文化传播有限公司

开　　本：787mm×1092mm　1/16
字　　数：200千字　　　　　　　　　　印　张：13.75
版　　次：2019年11月第1版
印　　次：2023年8月第3次印刷
书　　号：ISBN 978-7-5551-1143-6
定　　价：45.80元

版权所有　侵权必究

质量服务承诺：如发现缺页、错页、倒装等印装质量问题，可直接向本社调换。

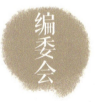

总策划：颜 兵
主 编：周 博　韩荻菲
副主编：傅 准　侯 幽　高 健
编 委：马晨珂　闫 哲　胡璇玥　邓丹阳　宋旌宏
　　　　　莫耀瑛　龙思云　籍 翔　陈 炜　覃艳艳
　　　　　张宸铭　蒋 婕　罗 风　杨敬师　王天生
　　　　　王 龙
配 音：黄春平　韩雪松
摄 影：余 夫　黄 洋　秦利山　郭震宇　何舫睿
　　　　　于 璐　王 肇　郭子昕　杨 翊　劳英海
　　　　　丘志峰　曲雁南　廖梦川　劳正宇

序

长寿是人类与生俱来的追求。自古以来，中国人似乎就从未中断过对长寿的追求，嫦娥偷灵药、彭祖不老、秦始皇求仙、汉武帝炼丹……2017年2月，广西巴马瑶族自治县燕洞镇109岁杨申秀老人的时尚照登上了美国纽约时代广场纳斯达克大屏幕，来自广西的这张长寿名片瞬间吸引了全球的目光。在广西河池市境内有一块石碑，碑上刻着清朝嘉庆皇帝御笔诗"百岁春秋卌年度，四朝雨露一身罩"，此碑御赐当时142岁的河池老寿星蓝祥。这个史料记载举世震惊，蓝祥后来活到了144岁，是迄今为止世界上最长寿的老人。在广西乐业县，这个2016年新入选的"世界长寿之乡"，有一个特殊的大家庭，101岁的张春红奶奶如今已是六世同堂，最小的来孙未满1岁，与她相差整整一个世纪，这样的大家庭在中国乃至全世界都属罕见。

说到本丛书的源起，离不开广西得天独厚的长寿资源。在中国共有77个长寿之乡，其中广西就有27个，约占全国总数的35%，是中国长寿人数较多的省区。根据世界权威机构的认定，广西拥有巴马、乐业和浦北3个"世界长寿之乡"，以及河池、贺州2个"世界长寿市"。在这样的长寿沃土上，广西卫视一档原创长寿文化栏目——《百寿探秘》顺势而生，以百岁老人为节目主角，以"孝老爱亲敬老得福"为节目核心，展现生命奇迹下的厚度和温度，是目前全国卫视唯一真实记录百岁老人传奇人生和养生秘诀的长寿文化节目。

"天上千年鸟，地有百岁人。"在中华民族源远流长的长寿文化之中，百岁老人就是一把开启当地生命密码的金钥匙，是中国历史的亲历者和见证人，对这一群体的拍摄本身就是抢救性地挖掘和记录。

《百寿探秘》栏目自2017年1月在广西卫视开播，至本丛书出版之时，已真实记录了广西乃至全国200多位百岁老人的长寿奇迹。拍摄团队多由"80后"和"90后"组成，拍摄的百岁老人中最年长者为120岁，而栏目组最年轻的编导只有25岁，相差了近百年。顶着"最萌年龄差"，虽然"长寿"和"养生"这两个词对这支年轻的团队来说谈之尚早，但他们还是用脚步丈量了一个个广西乃至全国的长寿之乡，用新颖独特的视角、科学严谨的态度，生动有趣地讲述百岁老人的长寿秘诀，挖掘百岁老人家庭背后的感人故事，扛起了讲好中国"生态家园，康养长寿"的中国故事的大旗。

本丛书选取《百寿探秘》栏目中出现过的200多位百岁老人的部分饮食秘诀和养生宝典，通过图文并茂的形式介绍给广大读者。把电视屏幕中的动态影像经过整理和提炼，变成一本本可随身携带的长寿指南，使得广西卫视能在电视之外，通过图书来传播长寿文化，造福大众，这是我们电视工作者一份沉甸甸的责任！

长寿成因奥秘无穷，长寿元素数不胜数，长寿文化符号浩若繁星。《百寿探秘》栏目的编导们为了更好地向我们诠释长寿的秘诀，不辞辛劳长时间奔波于广西的巴马、永福、昭平等27个长寿之乡。编导们还对各个地方的环境、饮食、民俗、医药和物产等进行查询，在繁多、交错、复杂的历史文献资料中理出头绪，在精心构架下图文并茂、简练而翔实地将"单集成文、拼版成书、合装成套"。本丛书以广西的百岁老人为例进行通俗易懂的介绍，令人耳目一新，有较强的趣味性和可读性。同时，还让读者在发现长寿秘诀的同时可切身体会到广西积淀深厚的人文底蕴、独具特色的风尚民俗、奇丽秀美的自然山水、优越丰富的物产资源。

不可否认的是，对延年益寿的探索从来都是人类的自觉行为，也是人类历史上最古老、最漫长却又鲜有成效的一项生命工程。广西是多民族地区，也是中国乃至世界闻名的长寿之地，其长期孕育出的长寿文化现象在一定程度上使广西具有了让民族文化走向世界的魅力。无论是宜人的生活环境、良好的饮食习惯，还是独特的生活态度，本丛书向读者传达的是长寿这一人类生存永恒的命题。或许，当我们真正地理解了丛书中表现的对生命的热爱，关心并支持长寿文化的挖掘与传承，那么即使不用刻苦研究、努力探索，掌握那些长寿的方法和规律对我们而言也必将是一件水到渠成的事情。

此序毕！

2019年10月

颜兵，广西广播电视台综合频道（广西卫视）总监，高级记者。从事电视台采编工作30多年，主创、策划并组织实施的新闻作品《中国-东盟合作之旅》荣获中国新闻奖一等奖，主创的作品《总书记笑了》《风卷红旗》等荣获中国新闻奖三等奖，参与策划的《广西故事》专栏荣获广西文艺创作最高奖——"铜鼓奖"。

前言

> 仆此书，不过顺乎人之天，皆日用而不可缺者，故他书可有也，可无也。此书则可有，也必不可无也。
>
> ——《三元参赞延寿书》

"百寿探秘"丛书源于广西卫视匠心出品的原创栏目——《百寿探秘》。作为一档真实记录百岁老人传奇人生和养生秘诀的长寿文化节目，《百寿探秘》栏目自2017年开播以来，深入广西35个"中国长寿之乡"和全国多个长寿福地，寻访了近400位百岁老人，真实记录了他们健康乐活的长寿人生。对长寿的探索是一项非常复杂的工程，缘于此，我们编写出版了"百寿探秘"丛书。

从古至今，人类从未停止过对生命极限奥秘的探索。在古代，前有秦始皇派徐福东渡求取长生不老神药，后有唐太宗李世民号令天下采集诸药异石以配制不老丹方。直至今日，人类仍在孜孜不倦地追寻长寿的秘诀。与其追求虚无缥缈的神话传说，不如真实走进百岁老寿星们的生活，去找寻长寿的答案。在广西卫视《百寿探秘》栏目5年多的寻访中，我们发现百岁老人们的养生方法各有特色，有人喜静，有人爱动，有人好唱歌，有人热衷拍手，有人不怕痛，有人能扛冻……就连日常的走路，都能走出个"五花八门"来。本书从几百例真实的长寿故事中精选出40多位百岁老人的养生之法加以总结，并归纳为"动""疗""痛""美""情""家风""乐"七类，与广大读者朋友分享。

腿脚好，身体就好。桂林的林福芝爷爷（1916年生）每天早晨5点半，都会约上81岁的"小伙伴"一起出门健步走。北海合浦的苏赞烈奶奶（1914年生）偏就"不走寻常路"，喜欢倒着走。还有不爱穿鞋的，南宁的刘继庆爷爷（1918年生）每天都会赤脚在鹅卵石路上走几个来回，权当足底按摩。

识百草，治百病。南宁的潘新政爷爷（1916年生）是一位活用艾草的"养生达人"，家有一张自制艾床，可以一边熏灸背部，一边闭目养神。钦州灵山的林秀英奶奶（1918年生）传承了一门几近失传的艾灸疗法——"瘢痕灸"，将艾绒点燃，灼于穴位，能散寒止痛。

爱美之心，人皆有之。崇左天等的龙秀月奶奶（1915年生），从16岁起就保持着壮族"绞面"的习惯，凭借这种古老的美容术，过百高龄依旧皮肤光洁有弹性。桂林龙胜的黄兰英奶奶（1913年生），90多岁时还能独自上山采药，她用72味草药配出的独家瑶浴配方，对女性身体调养颇有裨益，瑶家妹子多爱用此配方洗浴。

想长寿，别钻牛角尖，开心就对了。河池巴马的吴彩莲奶奶（1914年生），爱唱山歌，还组建了一个由4名年龄加起来有300多岁成员组成的山歌队。吴奶奶平常种菜要唱歌，煮饭要唱歌，就连劝身边人少喝酒也能即兴唱山歌，生活中处处是歌声，心情愉悦了，健康长寿就这样唱出来了。

100个人，就有100种长寿方法。那么，长寿的秘诀到底是什么？是基因，是心态，还是早就已经习惯了的某种生活方式或饮食习惯？或许百岁老人们自己也未必能说清楚。以贺州钟山的百岁夫妻董茂瑞（1915年生）和黎凤英（1919年生）为例，尽管都已百岁高龄，但两位老人性格开朗，身体强健，干起家务活来毫不含糊。年轻时董爷爷奔波在外做生意，黎奶奶在家照顾家庭，过着男主外、女主内的传统生活。因为董爷爷不吃辣，烧得一手好菜的黎奶奶就为他做了一辈子不放辣的菜。两人心平气和地相处，一辈子没红过脸，也没吵过架，用真真切切的行动，相依相伴走过了八十余载，用最朴实的陪伴，演绎了一段

"执子之手,与子偕老"的爱情传奇。

丛书的诞生就是为了更好地记录与传播《百寿探秘》栏目组走访百岁老人所积累的养生长寿经验,真实地呈现所见百岁老人的生活理念与生活习惯,用朴素的语言引导读者领会长寿的秘诀。书中记录的虽是朴素的生活智慧,但细细品来也不乏科学道理,同时也为读者、观众和相关研究者提供揭秘长寿之谜的基础资料。《百寿探秘》栏目自2017年开播后,有很多观众和网友有幸先读者朋友一步看到了这些长寿故事,接下来就是属于读者朋友自己的长寿探寻之路了。

目录

唱歌：百岁"超级唱将"和"土味RAP女歌王" / 003
"飙车"+打坐：动静有法的"老神仙" / 009
"暴走"：用脚步丈量桂林城 / 015
拍手操：拍出长命百岁 / 019
运动：把村庄当成健身馆 / 023
太极+按摩：自创按摩保健法的"太极奶奶" / 029
倒走：试着倒着走，健康不发愁 / 035
八极拳：武侠小说里的长寿秘籍 / 039

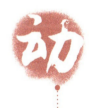

眼部按摩：百岁奶奶的"护眼神操" / 045
艾灸："暴走老人"有张神奇的床 / 051
搓桃核："搓"出来的长命百岁 / 055
按摩：常"搓"更健康 / 061
瘢痕灸：百岁医者，百年仁心 / 065

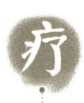

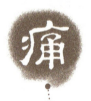

赤脚走路：天然的"足底按摩" / 071
接地气：打赤脚多摩擦，想长寿别怕痛 / 075
揪痧：神奇的百年古法 / 079
挑痧：一根"神针"，专治痧气 / 083
掐背筋：揪了能止痛，掐出的健康 / 087

护手：苎麻搓洗，护手秘方 / 091
时尚：百岁"潮爷"驾到，时尚与年龄无关 / 097
护发：百岁奶奶天然护发秘方 / 103
绞面：百岁老人的壮族美容术 / 109
驻颜有术：精饮食好心态造就花样容颜 / 113
瑶浴：百年瑶浴滋养百岁人 / 119

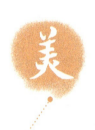

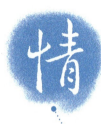

"狮吼功"：一声嘶吼，情真意切 / 125
情缘：百岁未嫁只为他 / 129
爱情：相依相伴，痴情百年 / 133
恩爱：一张迟到的结婚证 / 137
忠犬：百岁爷爷与狗的故事 / 141

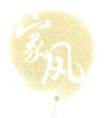

最美裁缝：坚持奉献，传递正能量 / 147
文武兼修："百岁文艺青年"的快乐生活 / 151
接生：把无数新生带到人世间 / 157
随性："随性爷爷"笑看百年人生 / 161
匠人匠心：活到老，学到老 / 165
诚信：以真诚之心，行信义之事 / 171

热水泡脚：泡出来的健康长寿 / 177
种菜：对健身痴狂的百岁菜农 / 181
睡觉+护肤：常睡美容觉，护肤葆青春 / 185
读书：书中自有长寿法 / 193
抗冻：不畏严寒的"冻"龄老人 / 199

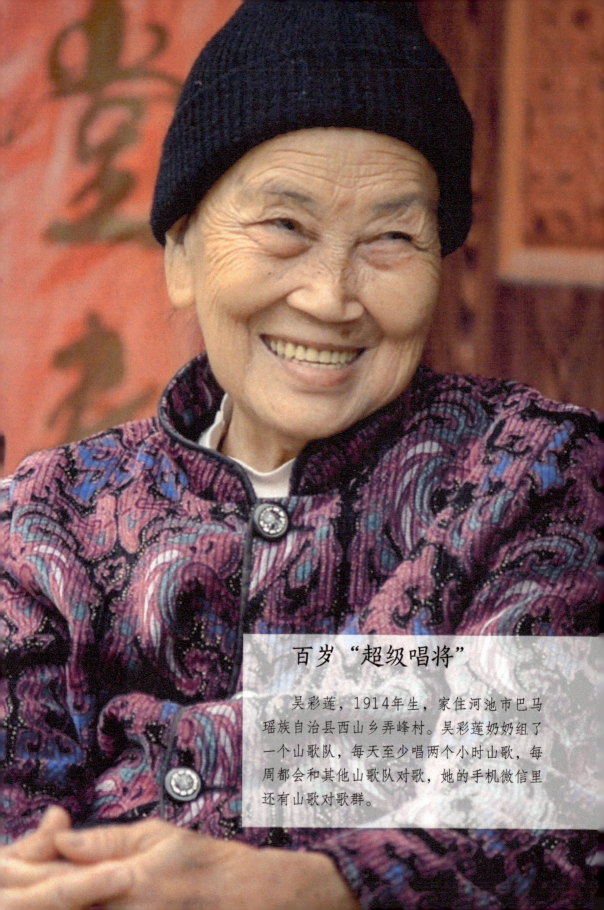

百岁"超级唱将"

吴彩莲,1914年生,家住河池市巴马瑶族自治县西山乡弄峰村。吴彩莲奶奶组了一个山歌队,每天至少唱两个小时山歌,每周都会和其他山歌队对歌,她的手机微信里还有山歌对歌群。

唱歌：

百岁"超级唱将"和"土味RAP女歌王"

闫哲　宋旌宏　周金兰

吴奶奶2008年曾患过一场重病，当时由于年龄偏大，伤口愈合慢，手术后身体一直很虚弱，家人都十分担心，但乐观的吴奶奶并没有放弃，身体也奇迹般地一天天好了起来。

吴奶奶告诉我们，巴马人都说，义务为身边的人或社会做出力所能及的帮助、贡献，与人为善、乐善好施的人，自然会得到社会爱的回报，得到别人的尊重与爱戴，而拥有快乐的心情，自然就健康长寿了。吴奶奶笑眯眯地说，估计是自己这一辈子好事做得多，所以到了晚年还能有此奇遇，得以安然渡过百岁大关。

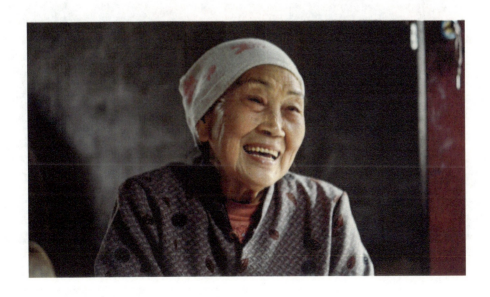

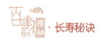

吴奶奶是一个乐于交友、与人为善的老人。她是病愈后才爱上了唱山歌的,由此还结交了不少爱唱歌的朋友,组建了一个山歌队——弄峰村F4山歌队。这个山歌队里的四位成员,年龄加起来超过300岁。四位老人除平时相聚唱歌外,还一起徒步旅行、购物,轮流做东品尝美食,生活过得不亦乐乎。

令人惊讶的是,我们发现吴奶奶还会即兴创作,她做饭要唱山歌,种菜也要唱山歌,小儿子贪酒她不方便直说也唱山歌提醒,她的健康就是这么唱出来的。

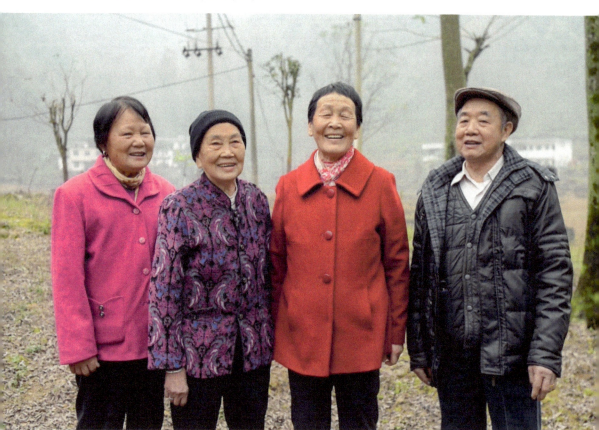

" 既要乐天知命,也要不甘人后,争作强者,对山歌是绝对不能输的。"

——吴彩莲奶奶

唱歌：
百岁"超级唱将"和"土味RAP女歌王" 动

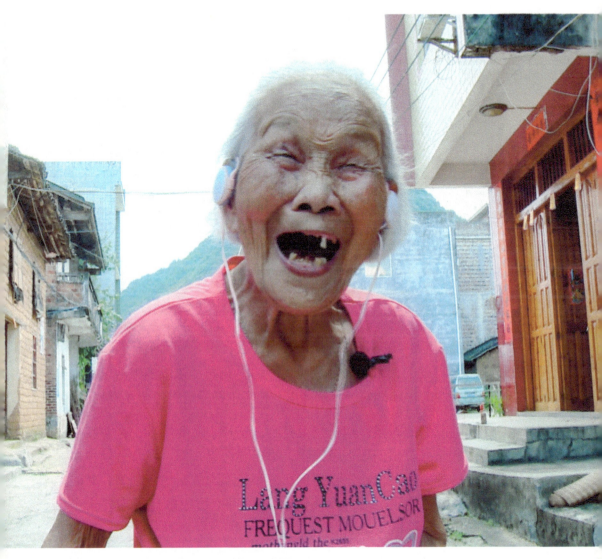

"土味RAP女歌王"

陶长凤，1916年生，家住桂林市平乐县张家镇。不服老的陶长凤奶奶最爱唱山歌，而且唱的山歌歌词都是自己现编的，充满了浓浓的生活气息。

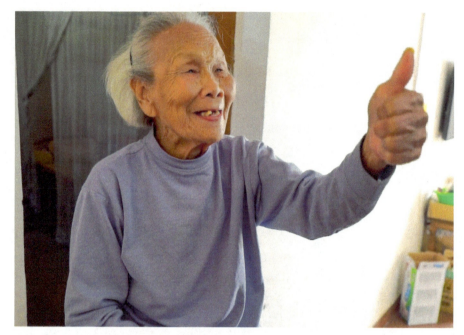

热爱生活的陶奶奶,看到什么唱什么,想到什么唱什么,歌词都是自己现编的,时不时还能做到押韵,充满了浓浓的生活气息。陶奶奶把她的快乐都编进了歌词里,朴实中隐隐透露出一丝霸气。

见到我们的时候,陶奶奶很开心,一开心就要唱歌,拉着我们就唱了起来:"出门要把歌来唱,撑船要把桨来摇。我拿竹篙你拿桨,随你撑过哪条河。""厉害!厉害!"一位街坊听到了,对陶奶奶竖起了大拇指。别看陶奶奶已年过百岁,唱歌还是中气十足的,街坊邻里都由衷佩服。

陶奶奶还给我们唱了一首健身歌:"捶背松腰,隔夜发糕,翻风转冷,虾子没得捞。"

唱歌使人年轻,陶奶奶就从不服老,她总说觉得自己的年纪还只是16岁半。"16岁半的时候,我还没嫁老公呢。"陶奶奶大笑起来。

唱歌：
百岁"超级唱将"和"土味RAP女歌王"

"再不好的心情唱了歌后也会高兴起来。平时看到美丽的风景、树上的小鸟，就唱几句山歌，我会觉得它们都在听。"

——陶长凤奶奶

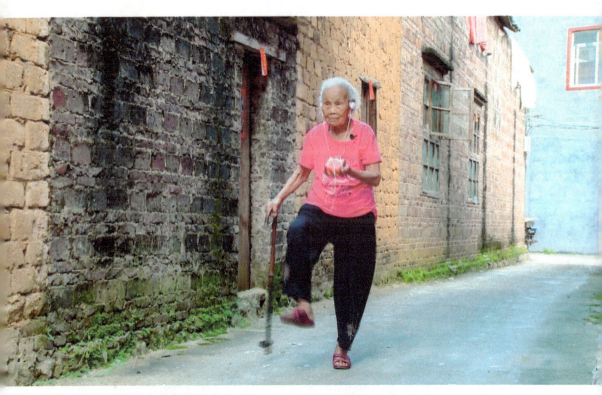

热爱唱歌的陶奶奶平时锻炼也是有节奏的，散步时要一边听着山歌一边走路，有时还要即兴唱两句。她笑着对我们说，她就是这样一边拍打身上的穴位一边唱着歌儿走路，在歌声中获得了健康长寿的。

的确，歌声能给人带来难以替代的平静和快乐，歌声也能带来同样追求快乐的朋友，在歌声的陪伴下，当然也就快乐长寿了。

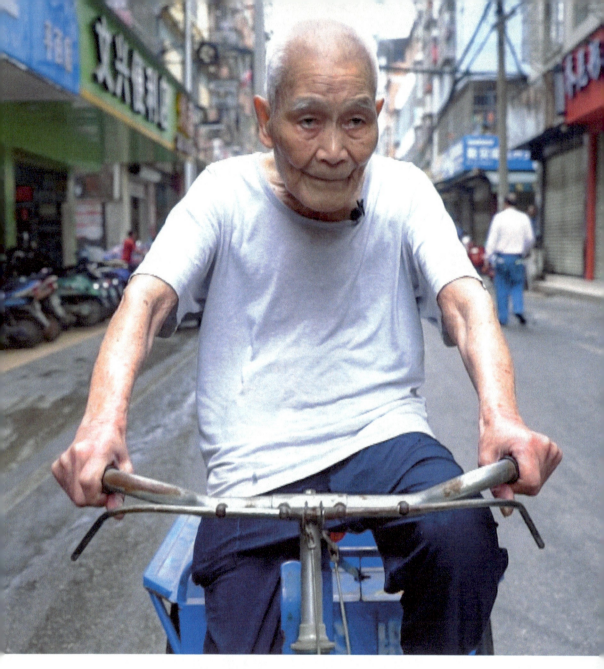

爱"飙车"的"老神仙"

　　钟逢广,壮族,1915年生,家住南宁市江南区平西村。钟逢广爷爷身体硬朗、精神矍铄,他有一种动静结合的保健方法:"飙车"+打坐。

"飙车"+打坐：
动静有法的"老神仙"

马晨珂

我们的采访并没有打扰到老人家日常的生活，在与我们寒暄了几句之后，钟爷爷就要出门买菜，为午饭做准备了。

享受速度与激情

我们惊奇地发现钟爷爷去买菜的交通工具居然是一辆三轮车！只见钟爷爷抬脚、骑车、上路，一气呵成，令我们惊叹不已。而且钟爷爷骑车的速度还十分了得，我们一路小跑都差点跟不上他。

钟爷爷说，他平时都是骑车出去买菜，久而久之腿脚就变得有力起来了。看来这三轮车不仅是钟爷爷的座驾，更是他拿来锻炼身体的工具。难怪村里人都说："除了钟爷爷，再想找一个上百岁还能骑三轮车的人，估计整个南宁市都找不到了。"

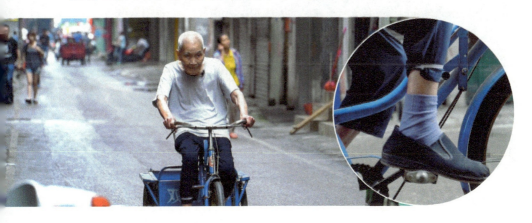

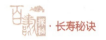

很多人认为骑三轮车不是什么难事,可是事实并非如此。在平西村里,我们找了四名测试员,分别为12岁、40岁的男性和17岁、35岁的女性。四人轮流用钟爷爷的三轮车骑行一段20米长的路段,体验三轮车骑行的难易程度。令我们没想到的是,四人均无法完成20米的三轮车骑行,大家普遍反映三轮车车头难以控制,无法掌握方向。钟爷爷一边比划一边笑呵呵地告诉我们:"三轮车不像自行车,你要肩膀用力,抓紧车头,不给它乱摆。"随后老人家更是骑上车给大家表演了一番,这让围观的人赞叹不已。"这是我第一次见到百岁老人还能骑三轮车,太不敢相信了!"一位大姐惊讶地告诉我们。

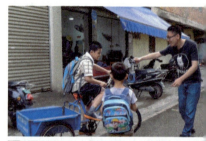

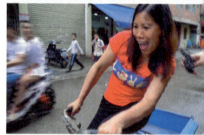

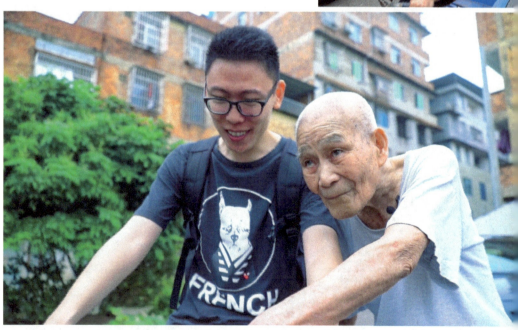

- 三轮车较自行车更稳定,不易发生倾斜,经常骑行(根据自身情况量力而为)能预防老年人大脑老化,提高神经系统的敏捷性。

- 现代运动医学研究结果表明,骑行属异侧支配运动,两腿交替蹬踏可使左、右侧大脑功能同时得以开发,防止其早衰及偏废。

- 常骑行能提高心肺功能,锻炼下肢肌力和增强全身耐力。骑行为周期性有氧运动,骑手会消耗较多热量,可达到轻身延年的效果。

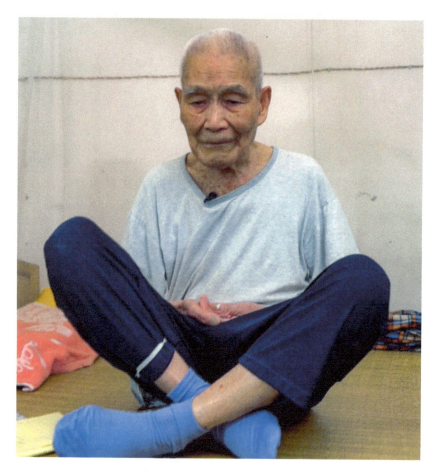

别出声，让我静静

除了骑三轮车这样让人血气满满的锻炼方式，钟爷爷还有一招截然相反的长寿秘诀：静息打坐。

"以前二三十岁的时候我学过一点静功，一直练到七十多岁。如果以前我不学静功，我的寿命也不会这么长。"钟爷爷笑着告诉我们。钟爷爷说他所练习的静功主要为"静息打坐"，步骤简单易学，说着就开始示范起来。我们看着钟爷爷在床上盘腿打坐时的样子，真是活脱脱的一位"老神仙"。

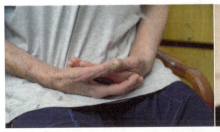 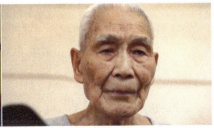

- 盘腿端坐床上，左手在右手之上，两拇指对齐。
- 身体坐直，头部摆正，双目微睁。
- 摒除杂念，气沉丹田，呼吸均匀。

　　钟爷爷每次静息打坐都半个小时以上，他认为打坐是思想上的休息，可以消除疲倦，放松精神。

- 静息打坐不仅能够放松心情、消除烦恼，更能使人在心平气和中调整内外平衡，达到祛病强身、延年益寿的效果。
- 静息打坐时，人处于清醒与睡眠之间的一种过渡状态，身体内部会自动调整，表现为补虚泻实、抑亢助弱的协调平衡状态。
- 长时间练习静息打坐，有助于调节人体内循环系统，有益身心健康。

　　钟逢广爷爷动则风风火火，静则入定三分，这内外兼修、动静有法，或许正是他的长寿之道吧。

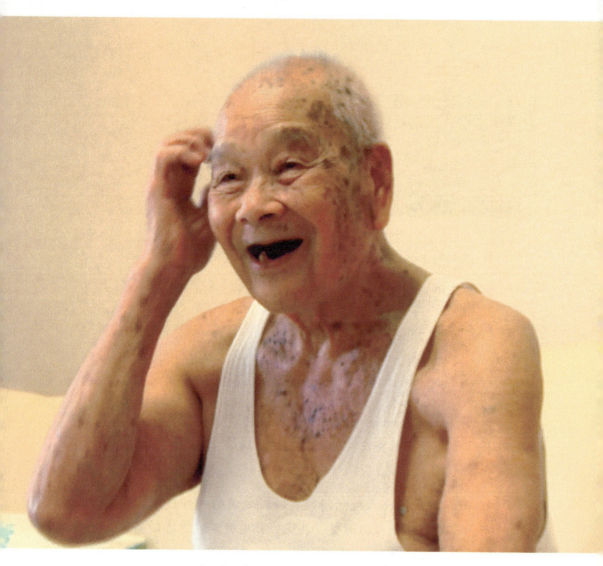

练拳击的"暴走爷爷"

　　林福芝，1916年生，家住桂林市区。桂林是山水甲天下的世界名城，百岁高龄的林福芝爷爷每天坚持健身，用自己的步伐丈量这座生活了百来年的城市。

"暴走"：
用脚步丈量桂林城

邓丹阳

第一次见到林爷爷，我们就被老人家中放置的健身沙袋所震撼。以林爷爷上百岁的高龄，房间里还放置着健身器材，实在让人难以理解。

为了解答我们的疑惑，林爷爷直接向沙袋挥拳，那有模有样的一招一式，每次出拳的力度，拳头与沙袋碰撞的声音，都不得不让我们佩服。我们数了数林爷爷的出拳频率，一整套连贯的出拳可以达到57次。虽然已是百岁高龄，但是在每次出拳发力的过程中，林爷爷的肱二头肌还是非常明显的。看得出来，林爷爷在家一定经常进行健身活动。

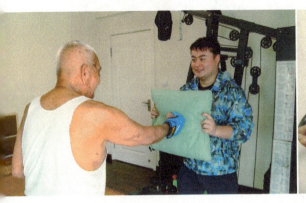
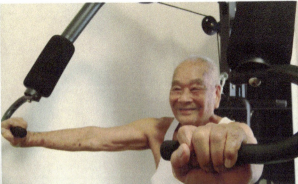

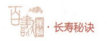 ·长寿秘诀

在采访过程中,林爷爷约我们第二天早上5点半到他家,他要带我们一起去遛弯儿。

9月的桂林依旧炎热,早晨5点半天还没亮。那天林爷爷还约上了邻居81岁的刘爷爷,两人一起带着我们去遛弯儿。按照林爷爷的老习惯,他每天从家里出发,走的方向不一样,走的线路也不一样。多年来,林爷爷一共规划了七条线路。为了方便我们的拍摄,林爷爷从他的老线路里选了一条距离相对较短、路面较平的线路。

我们一行5点半从林爷爷家出发,到了市民公园,再回到林爷爷家已经9点。出门前我们在林爷爷的手腕戴了一个测量步数的装置,回到家时,林爷爷的步数已经达到12000步。

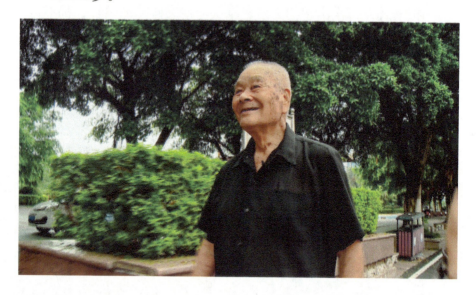

" 我都走习惯了。我平时走得还要更远一点呢。"

——林福芝爷爷

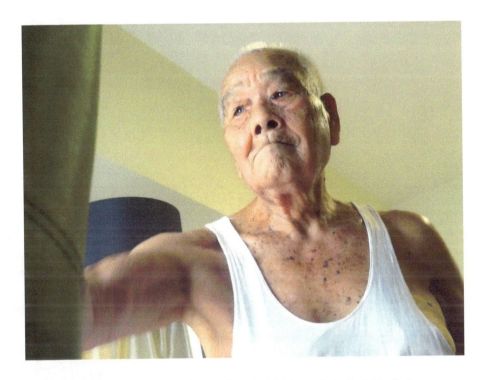

- 对于中老年人而言，一般最推荐的运动方式是快步走。

- 快步走不仅仅是下肢运动，还要求增加上肢的动作，上臂须进行有节奏的摆动，从而使全身得到运动。

- 适量运动对于中老年人的健康是有必要的，中老年人需根据自身身体状况选择适合自己的运动方式。

　　除了每天早晨"暴走"，林爷爷还要在下午进行一段时间的拳击练习。每天在固定的时间进行固定的运动锻炼项目，对于林爷爷来说，已经习惯成自然。

长寿秘诀

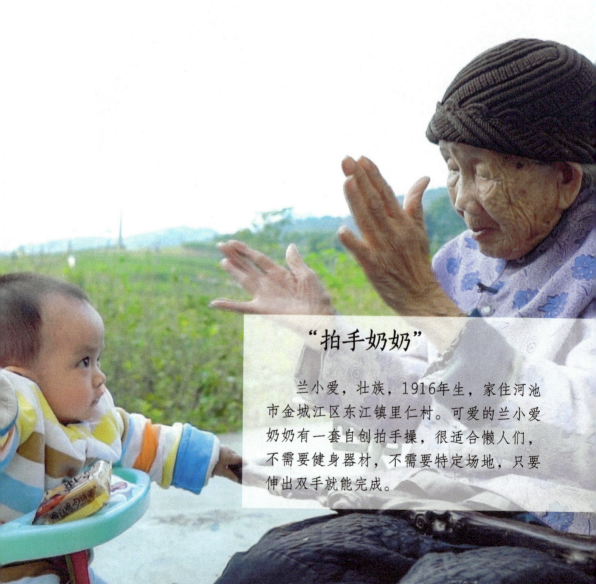

"拍手奶奶"

兰小爱,壮族,1916年生,家住河池市金城江区东江镇里仁村。可爱的兰小爱奶奶有一套自创拍手操,很适合懒人们,不需要健身器材,不需要特定场地,只要伸出双手就能完成。

拍手操：
拍出长命百岁

龙思云

"一二一二，拍拍手呀。"当我们在村里找到兰奶奶时，她正在和邻居家的小宝宝拍手玩闹。

我们发现，兰奶奶不管走到哪里，手总是停不下来，逗邻居家的小宝宝要拍拍手，坐在躺椅上也要拍一拍，傍晚到村口坐坐也要拍拍长凳，打着节拍，哼着歌儿……

兰奶奶这么爱拍手，还能拍出节奏来，我们瞧这架势，便问她是不是以前有过打鼓的经验。"以前她就是打gǔ的！"兰奶奶的大儿子笑了，"——打稻谷！"

兰奶奶还自创了一套拍手操，动作不大，效果却不小，足不出户就能锻炼健身。说着，兰奶奶就捞起了衣袖，要向我们证明，经过长时间的锻炼，自己的手劲究竟有多大。

"她要打了。"兰奶奶的二儿子话音未落，兰奶奶就开始拍起了墙，让我们大吃一惊，这可是实打实的砖墙，还铺了瓷砖啊！"打这里不痛，"兰奶奶一脸风轻云淡，"我每天在家都过来拍这里的。"二儿子告诉我们，以前兰奶奶的手指关节时不时有点疼痛，但现在已经很久不痛了。

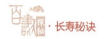·长寿秘诀

经常拍手可以刺激手部穴位，促进血液循环，看来拍手确实对兰奶奶的健康有积极的作用。

● 基本拍手法，即常见的手掌对手掌、手指对手指的拍法，一定要将十指分开，开始可轻拍，力度逐渐加大。

● 拍"空心掌"，即将手掌弓起，手指张开，然后拍下去，令手指与手指、掌根同掌根相碰。这种方法由于打击面缩小，效果相对差些，应适当延长该动作练习时间。

拍手不仅是兰奶奶锻炼的健身操、唱歌的节拍器，还是她叫孩子们回家的集结号。兰奶奶带大了三代儿孙，如今光曾孙就有16个。每到饭点，里仁村便回荡着兰奶奶的拍手声："孩子们，回来吃饭咯！"孩子们都知道，拍手声的那边，就是家在的地方。

拍手操：
拍出长命百岁 动

"我每天想拍手就拍手。拍了手，身体就放松了，舒服了，能吃得下饭就能多动，吃不下饭就不能动了。"

——兰小爱奶奶

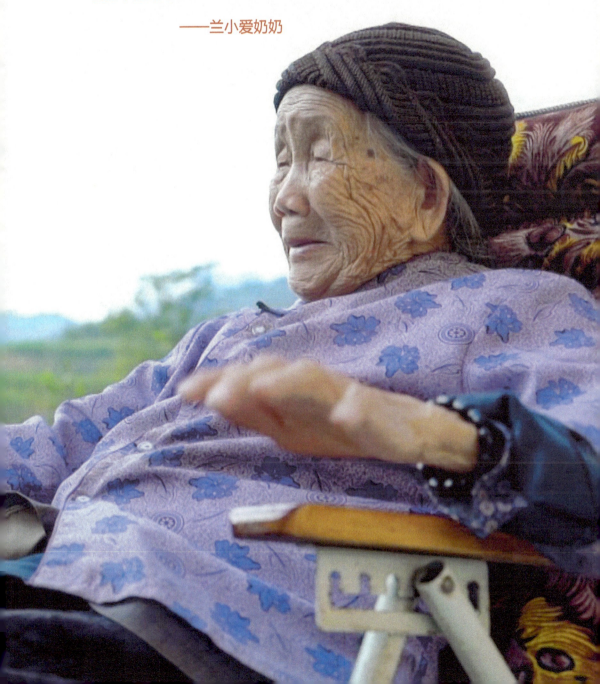

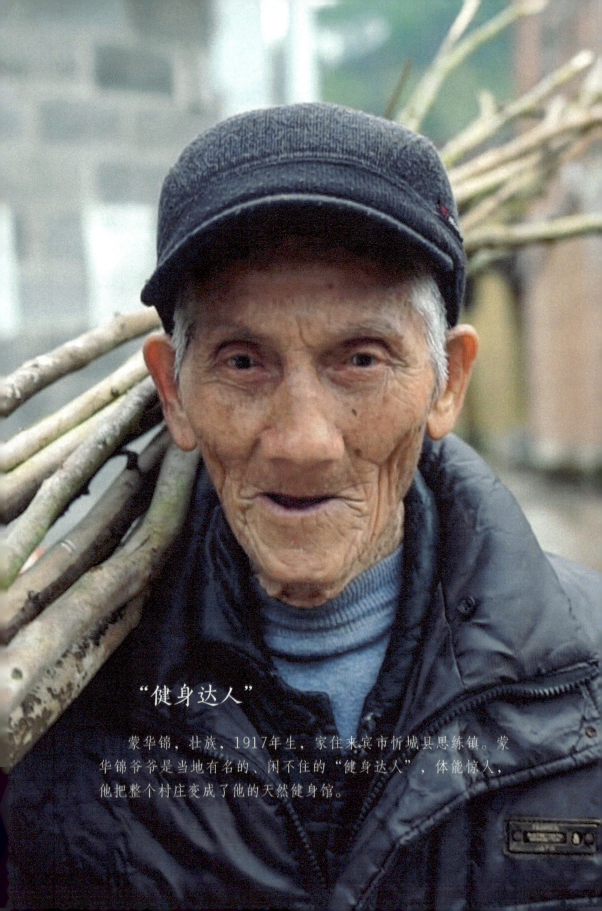

"健身达人"

蒙华锦,壮族,1917年生,家住来宾市忻城县思练镇。蒙华锦爷爷是当地有名的、闲不住的"健身达人",体能惊人,他把整个村庄变成了他的天然健身馆。

运动:
把村庄当成健身馆

杨敬师

我们刚和蒙爷爷见面没多久,这位闲不住的"健身达人"就坐不住了,要出门遛弯,说他的健身时间开始了。

整个村庄是蒙爷爷的天然健身馆,乡间小道是他的天然健身步道,肩上的柴火则是他最简单的天然健身器材。每天快步走绕村庄一圈,是蒙爷爷坚持了几十年的运动健身保养方式。

"我能走,走路没问题,随便走几个小时。我在家待着不舒服,总想出去转转,才自在。"保持日常有氧运动,负重快步走,使蒙爷爷保持了身体姿势端正,预防脊柱倾斜;村内地势复杂,爬坡行走,则可以锻炼背部、大腿和臀部肌肉,难怪蒙爷爷年过百岁身板还如此笔挺。

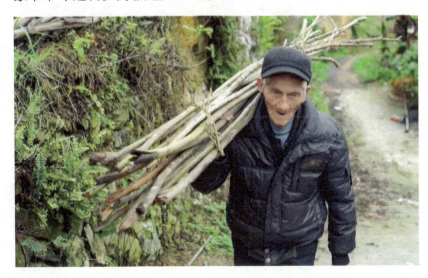

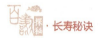 长寿秘诀

除了扛柴负重快步走，蒙爷爷还有一套慢下来的运动，就是带上老黄牛，跟随着牛的步伐慢走。慢走是一项最自然的运动，有助于缓解压力的同时保持身体的活力。且慢走对身体产生的不良影响少，不花钱，在任何地方都能进行。快走健身，慢走养生，蒙爷爷走路都走出了花样。

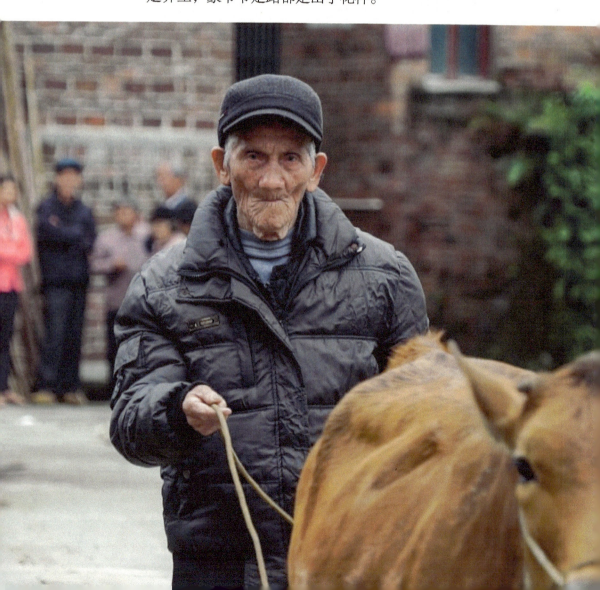

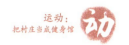

运动：把村庄当成健身馆

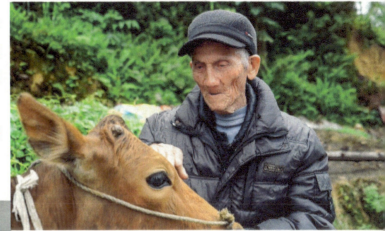

"现在能干活，只是孩子们不给我做了，偷偷做的话回家会被孩子们教育，走路还可以。"
——蒙华锦爷爷

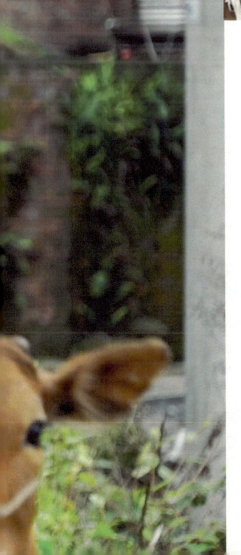

● 适量行走可锻炼核心肌肉群，提高人体耐力素质，保持身形，增强心肺功能。

● 长时间坚持有规律的有氧运动，能锻炼心、肺，促进血液循环，增强免疫力。

● 在运动时大脑会分泌一种内啡肽，帮助合成体内的血清和多巴胺。多巴胺能使人感到欢愉和满足，排遣压力，缓解紧张的神经系统。

● 快步走用鼻子呼吸，呼吸节奏与步伐节奏相协调，对预防老化和维持身体健康有好处。

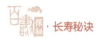· 长寿秘诀

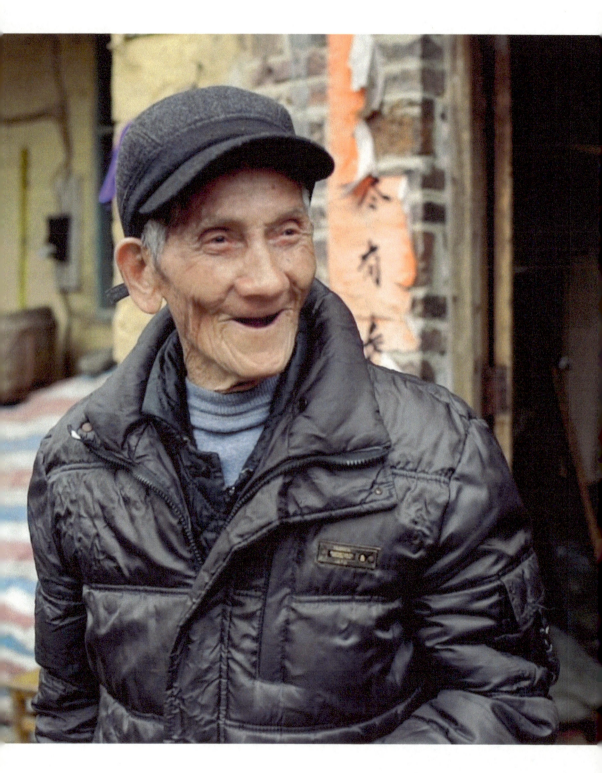

蒙爷爷健身时总会注意抬头挺胸，保持身姿的挺拔，行走时自然摆臂，步伐较大，既满足运动强度要求，又能对心、肺起到良好刺激。蒙爷爷说："行走的速度要根据自身的体能状态而定，每天快走半小时，可以让人神清气爽、精神愉悦。"

"对面山坡上的柴火还剩很多，都已经砍好了，也堆好了，如果没人去拉回来，时间久了就会坏了。"蒙爷爷健身的理由很简单，本意或许也不是锻炼，而为家庭勤勤恳恳一辈子、简单乐活就是他长寿最好的方式。

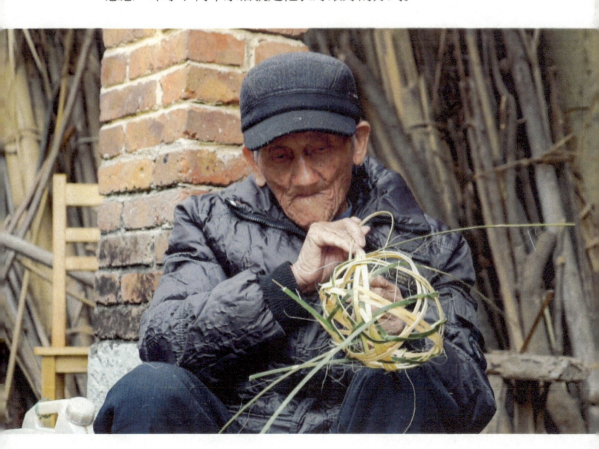

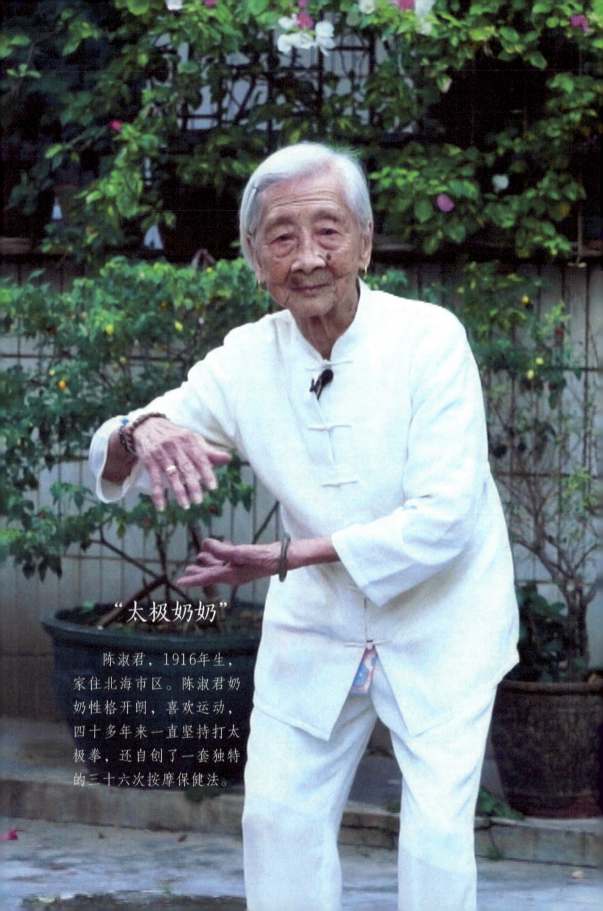

"太极奶奶"

陈淑君，1916年生，家住北海市区。陈淑君奶奶性格开朗，喜欢运动，四十多年来一直坚持打太极拳，还自创了一套独特的三十六次按摩保健法。

太极+按摩：
自创按摩保健法的"太极奶奶"

邓丹阳

初见陈淑君奶奶，感觉她确实人如其名，温文尔雅，气若兰芝。

有一种平衡叫太极

陈奶奶如今仍每天坚持打太极拳，在她的带领下，小区里形成了一股"太极"风潮，不少小区居民还成了她的徒弟。陈奶奶性格开朗，喜欢运动，退休后参加了各类活动，太极拳就是从那时候开始学的，而这一练就坚持了40多年。直到现在，只要天气晴朗，陈奶奶都会下楼打打太极拳，一套白色太极练功服是陈奶奶的健身必备装扮。

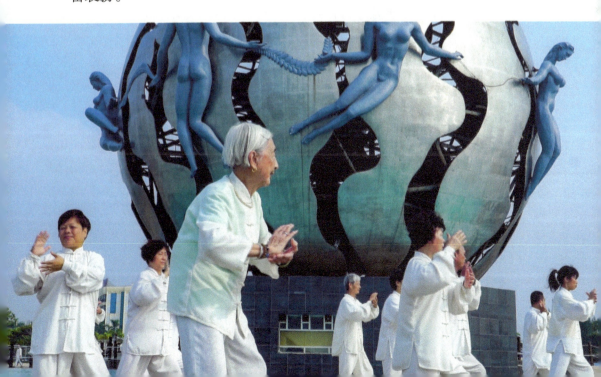

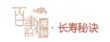

陈奶奶的徒弟年龄最大的有70岁,最小的只有9岁,是一位很文静的小姑娘,打起太极拳来一招一式之间已是有模有样。当问到她为什么喜欢打太极拳,她说,看到陈奶奶百岁年纪还每天早晨五六点就起床锻炼,觉得很佩服,自然就跟着一块练起来了。

- 《太极十三势歌》云:"想推用意终何在,益寿延年不老春。"

- 习练太极拳,一方面能锻炼肌肉,舒筋活络;另一方面能透过呼吸与动作之间的相互配合,对内脏加以按摩锻炼。

- 习练太极拳,可使人心境平和,气血通畅,通过入静放松、以意导气、以气催形的反复习练,达到修身养性、陶冶情操、强身健体、延年益寿的目的。

陈奶奶虽已是百岁高龄,但打起太极拳来动作娴熟,如行云流水般流畅自然,还能准确地说出每个招式的名称。

太极拳是一项动静结合、刚柔并济的运动。一整套拳法打下来，需要将近15分钟的时间。我们在旁边观摩发现，在进行运动之前，陈奶奶会对气息进行调节，当气息节奏平稳后，陈奶奶才开始打太极拳。她的每个动作都非常有节奏，一招一式看似缓慢，实际上却稳扎稳打，看似不经意的舒展，却是恰到好处的不瘟不火。

陈奶奶的太极拳没有雷厉风行的利落，只有行云流水的清闲，锋芒不外现，实则内敛真功夫。

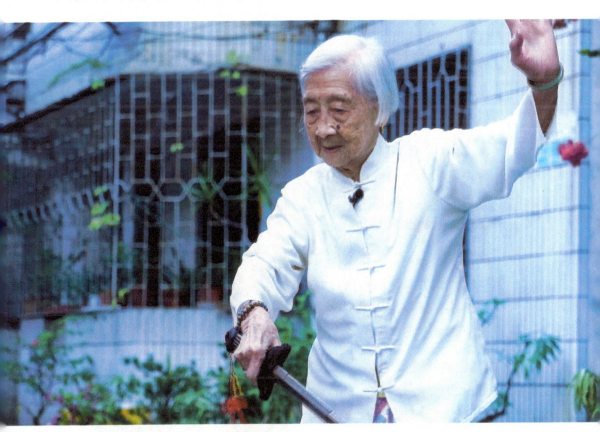

"不运动不行，大事你做不了，小事你要自己做。"

——陈淑君奶奶

自创三十六次按摩保健法

在和我们聊天的过程中,我们看到陈奶奶时不时搓搓双手,按摩眼角、眉毛等处。好奇地询问后得知,这是陈奶奶自创的一套按摩保健法。她说,这套按摩保健法需要从头按到脚,并且每个部位都需要按摩三十六次,不仅能强身健体,还能达到美容的效果。

● 双手互搓三十六次,搓到发热,趁手心有热度,敷在脸上,能够促进脸部血液循环,防止皱纹,减少老年斑。

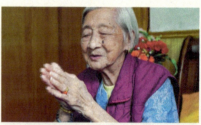

● 用双手食指和拇指,沿两边眉毛上下向外滑动,来回三十六次,可以缓解眼部疲劳,保护眼睛。

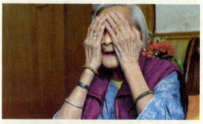

● 按摩太阳穴,可以给大脑以良性刺激,能够消除疲劳,振奋精神,止痛醒脑,保持注意力集中。

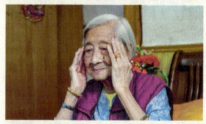

● 将双手食指放在鼻翼两侧,由内向外按摩三十六次,再由外向内按摩三十六次,能够保持鼻腔湿润,使鼻腔通畅。

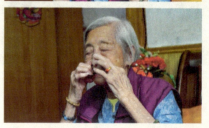

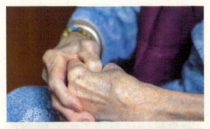

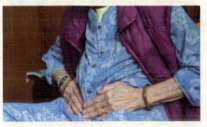

● 用拇指和食指在虎口的合谷穴按摩三十六次，能够缓解头痛和失眠性疼痛。

● 用一手掌掩于脐部，另一手掌重叠其上，从脐下两横指处的气海穴开始，做以脐为中心的顺时针方向的按摩运动，并重点揉摩脐中。

● 两手交叉或单手从对侧腋下过而按于肩胛下窝的天宗穴，以中指或者食指按压，并做推揉动作。

健谈的陈奶奶还向我们推广她的这套自我保健按摩手法，说这可是能达到防病治病、健康长寿目的的一种好方法，能使老年人的脏腑器官功能得到改善，增强免疫力，还能提高老年人肢体活动的灵活性，延缓衰老。

● 自我保健按摩时要身心放松，按摩准确，用力适当，循序渐进，持之以恒。

● 每次保健按摩的时间控制在20分钟为宜，为了加强疗效，防止皮肤破损，在按摩过程中可使用按摩乳、护肤霜作为润滑剂。

● 在过饥、过饱、酗酒或过度疲劳时，不要进行按摩推拿。

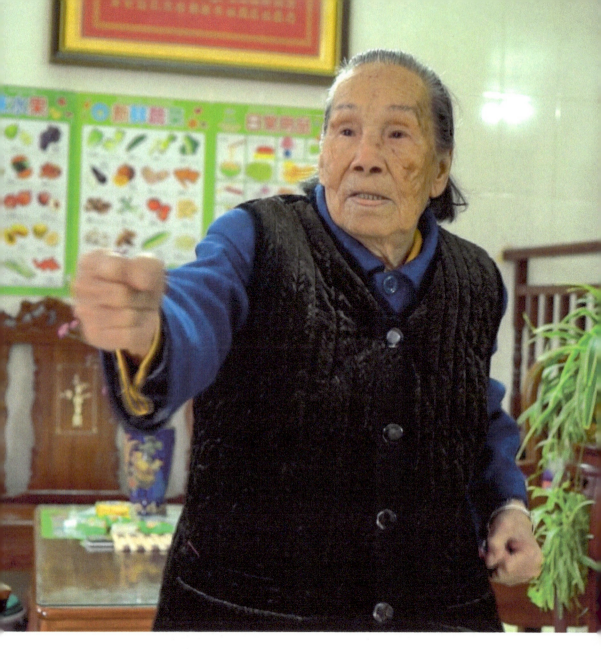

"倒走奶奶"

苏赞烈,1914年生,家住北海市合浦县城。苏赞烈奶奶的长寿秘诀很简单也很神奇——倒着走!每天晨起后,她都要在广场上倒走几圈。

倒走：
试着倒着走，健康不发愁

邓丹阳

倒走可以矫正驼背。健康的脊柱应该是挺拔的，可很多人都有轻微的驼背。倒走矫正驼背的原理，就在于它是重心向后移动，对脊柱的弯曲（驼背），有矫正的作用。

在合浦县市民广场，苏奶奶每天一早都来这里和几位老姐妹一起锻炼身体。在这些平均年龄80岁左右的老姐妹面前，苏奶奶一点都不显老，总是精气神十足的。比苏奶奶年龄小的那些奶奶们，活动范围较小，运动时间较短，可苏奶奶还常一路小跑，这样锻炼的幅度让那些小辈的奶奶们看了都有些害怕、担心。可是苏奶奶还爱做一件她们更不敢做的事情，就是倒着走。

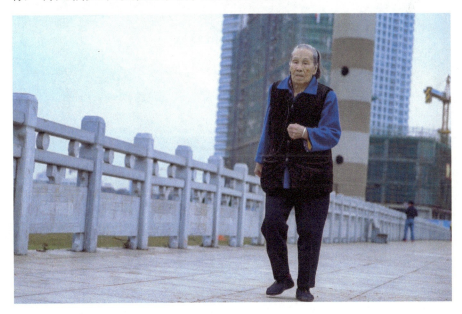

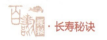

倒着走的运动方式通常称为反序运动,要经过循序渐进的训练才能掌握倒走技巧。苏奶奶告诉我们,倒着走的好处可多了。

- 倒走可减轻或预防腰椎、肩周、颈椎等部位的疼痛。
- 倒走可使肩部更坚挺,老年人可防止过早驼背。
- 倒走需集中注意力,锻炼小脑,增强记忆力,预防老年痴呆。
- 倒走可锻炼平衡力,提高反应力。
- 倒走可消耗臀部和小腹的脂肪。

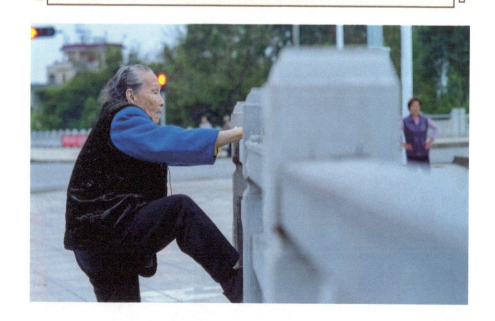

倒走：
试着倒着走，健康不发愁 **动**

一般人走路还可能会摔倒、崴脚，可是苏奶奶倒着走，让人看起来却觉得踏实。苏奶奶通常会选择市民广场比较平整的一条水泥路，路面较宽，行人较少，且距离车辆行驶的马路也有一定的距离。苏奶奶虽说"不走寻常路"，可倒走之前压脚、扭腰、甩手臂等热身运动，她可是样样不少的。

我们注意到，苏奶奶倒着走的过程中，脚步相对正着行走要慢一些，跨度也小一些，但是双臂摆动的频率却增加了不少。我们也尝试了一下倒着走，但是在走的过程中，总感觉心里没底，十分担心会摔倒，没走两步就放弃了。苏奶奶的健身同伴们都说："我们看她倒着走都怕，太厉害了！"

苏奶奶的"倒走"运动方式，动作幅度不大，体力消耗也较小，比较适合那些不宜剧烈运动的人。（温馨提示：请根据自身情况量力而为，选择最适合自己的锻炼方式，不可盲目模仿。）

"习惯了，我天天都是这样倒着走。"
——苏赞烈奶奶

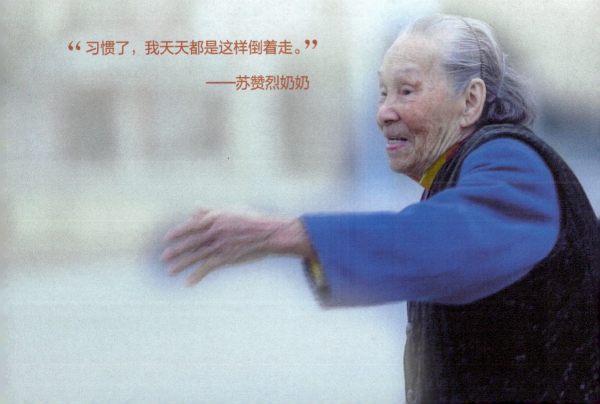

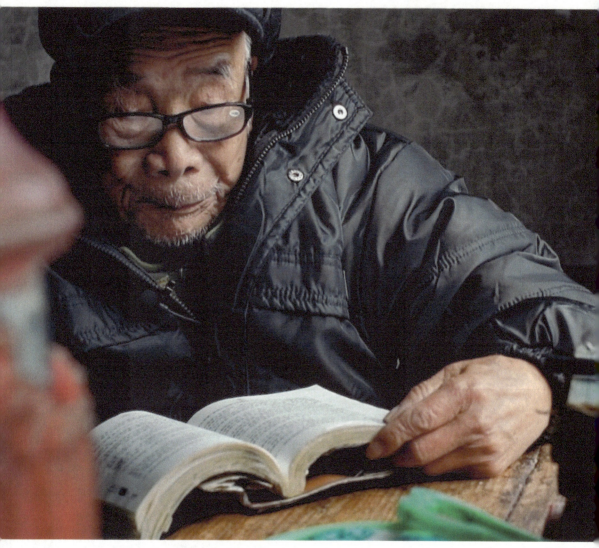

百岁武侠迷

龙卓杏，1915年生，家住贺州市平桂区沙田镇沙田村。抗战老兵龙卓杏爷爷是一个武侠迷，会耍八极拳，喜欢看武侠小说，有一颗想要行走江湖的心。

八极拳：
武侠小说里的长寿秘籍

蒋婕

"小桂子，小桂子，你在哪里？小玄子记挂着你啊……""那个韦小宝……"见到龙爷爷时，他正在认真阅读《鹿鼎记》，嘴里不时嘟囔着，窗台前的书桌上放着几本武侠小说。平时，龙爷爷的爱好就是阅读这些武侠小说。

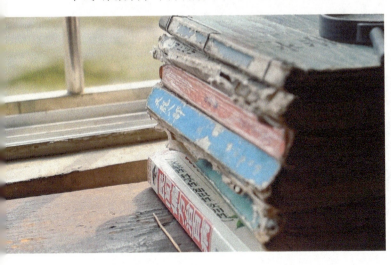

龙爷爷还饶有兴致地跟我们介绍起各种武侠小说来，无论是《鹿鼎记》中的韦小宝，还是《倚天屠龙记》中的张无忌，龙爷爷都能娓娓道来。龙爷爷说得兴起，好像通过语言描述已经无法表达他对武侠的热爱了，便强烈要求耍一套功夫——八极拳给我们看。

来到院子里，龙爷爷扎稳马步，叉腰，握拳，左推掌，右回手，托窗，转环掌……嘴里还配合喊着"嘿！哈！"，仿佛沉浸在

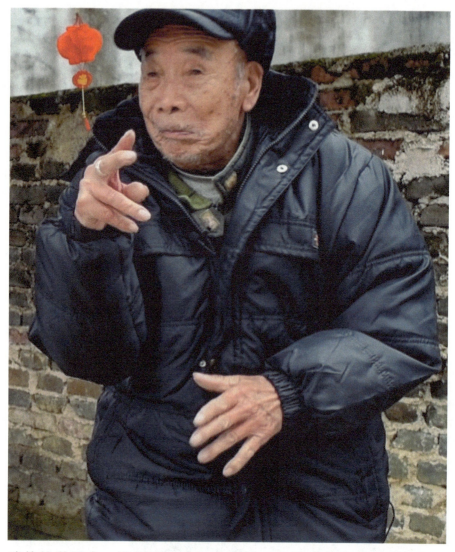

武侠的世界中。比划了几个回合之后,龙爷爷停下来挥挥手说:"哎!没有力气了。"虽然已没有当年那样的力气,但是龙爷爷一招一式耍得还是挺规范到位的,精气神十足。

休息片刻之后,龙爷爷又跟我们声情并茂地介绍起八极拳来:"八极拳,就是八样。好像那个程咬金的三板斧,他就三招三斧头,一抽二抽三砍就是三下。我打的这个是八下,一板上,一板下,两板就挖你耳朵。……"

- 八极拳属于短打拳法,其动作普遍追求刚猛、朴实无华且发力迅猛的风格,在技击手法上讲求寸截寸拿、硬打硬开。

- 八极拳拳歌:头要顶,颈要挺,身要直,胯要坐。动作干脆,发力刚猛。挨、帮、挤、靠,无处不到。

- 内练一口气,外练筋骨皮。常练八极拳,能健壮体魄,益寿延年。

在我们和龙爷爷接触的过程中,发现他是一位坐不住的老人,到他家经常会找不到他,一不小心却可能在他家附近的小路上找到他。

"想长寿啊,如水之流,必因所瑞其年;如花之茂,必因避之其坚。若想身体健康,必以运动为先。要长命,就要运动。"

——龙卓杏爷爷

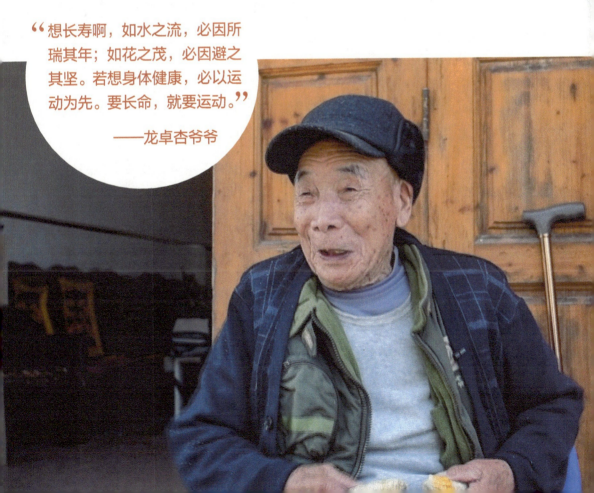

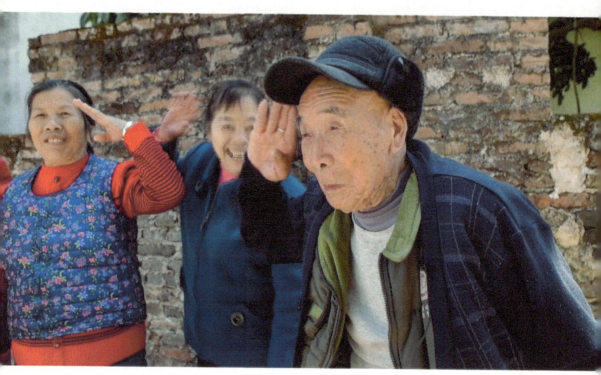

龙爷爷突发奇想跟我们聊起了如果可以重返20岁,他会选择怎样的人生:"做富翁,我没什么信心。做大官,我也不想。说实话,我想做个樵夫,做个樵夫我就快乐了。砍了柴,还能在树林里唱一下歌,鸟在身边飞啊飞,叫得很好听,那就是快乐啦!"

这时,旁边的电线杆上传来叽叽喳喳的鸟叫声,龙爷爷高兴地指着小鸟说:"你听,好听不好听啊?!"一半歌声,一半鸟语,这就是龙爷爷的快乐之本。

活过了一个世纪的老人,娓娓道来的都是对人生透彻的感悟。龙爷爷不禁让我们想起武侠小说里的那些侠士们,不管怎样的开篇,有过怎样的经历,他们大多选择了归隐,内心总是向往自然与平和。无欲无求,开心随意,也许就是龙爷爷的长寿之道。

疗

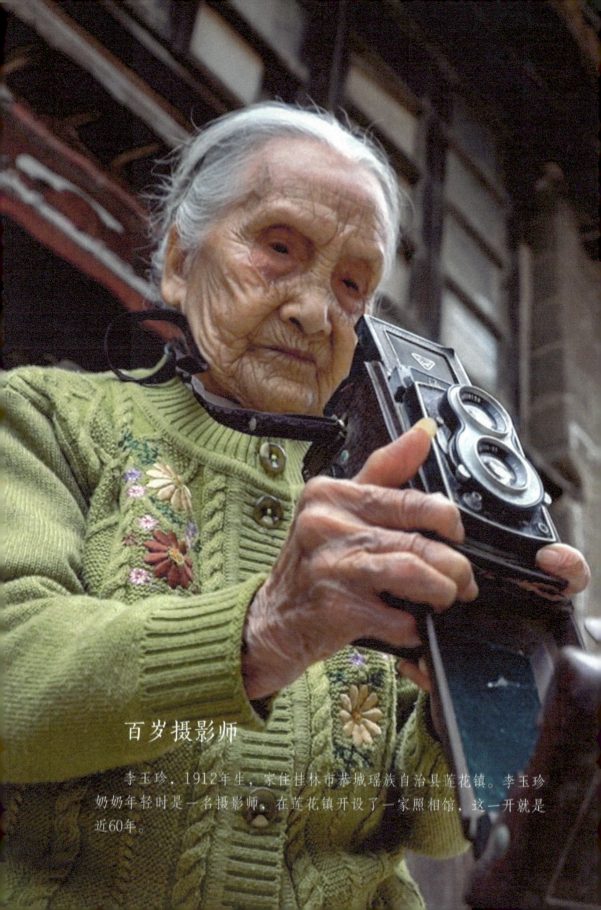

百岁摄影师

李玉珍,1912年生,家住桂林市恭城瑶族自治县莲花镇。李玉珍奶奶年轻时是一名摄影师,在莲花镇开设了一家照相馆,这一开就是近60年。

眼部按摩：
百岁奶奶的"护眼神操"

马晨珂

如今在莲花镇的老街上，依然可以从很多人家中找到李奶奶当年的作品，学前照、入伍照、结婚照、团圆纪念照……李奶奶用相机记录下了这座南方小城的人世冷暖与时光变迁。

别看现在李奶奶已年过百岁，可闲不住的她偶尔还会去自家的照相馆小坐。就在我们采访她的时候，有一对六十多岁的夫妇来找李奶奶拍结婚纪念日的照片。这对夫妇告诉我们："李奶奶是我们这里的老摄影师，我们当年的结婚照就是她拍的。现在她都过百岁了，找她帮我们拍结婚纪念日的照片，寓意百年好合嘛。"

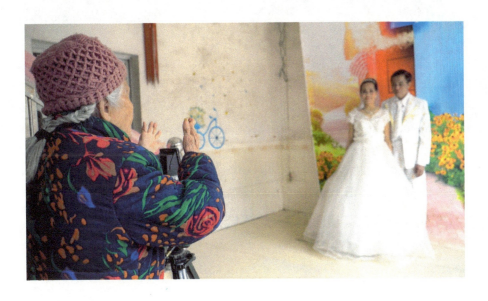

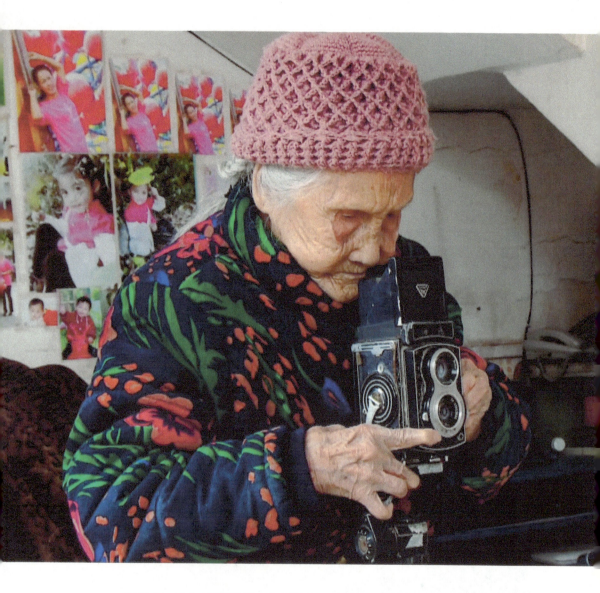

李奶奶二话不说就忙活了起来,看着她调试相机的熟练姿态,真的很难相信她已经过百岁了。李奶奶告诉我们,平时她就是相机不离手的,眼睛灵光得很,不光照相没问题,就连穿针都不在话下。

眼部按摩：
百岁奶奶的"护眼神操"

我们不禁好奇地询问起李奶奶的护眼秘方来。李奶奶说，对于一名职业摄影师来说，眼睛的健康可是职业的命根子。李奶奶教了我们她自创的一套"护眼神操"，说她已经坚持做了近20年，每天做三次，效果特别好。

- 用两手食指旋转按摩上下眼皮各八次。

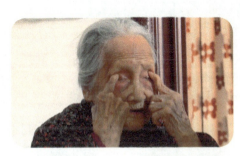

- 四指并拢，按摩眉骨位置八次，力度以感受到酸胀为佳。

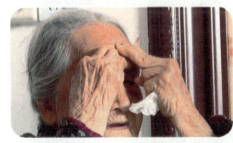

- 食指、中指并拢，反复揉搓眼下部位八次。

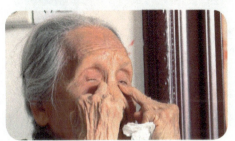

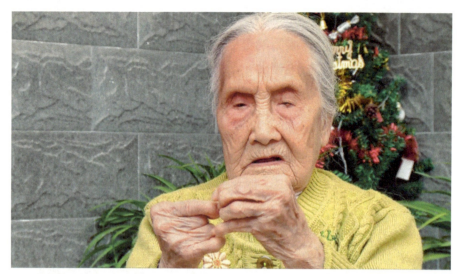

怕我们不相信，李奶奶还拿起针线给我们表演了一番，只见她将一大一小两根针轻松穿在一条红线上，用时不到一分钟。"穿针不难，我能看得见那个洞眼，一穿就进去了。"李奶奶得意地说。

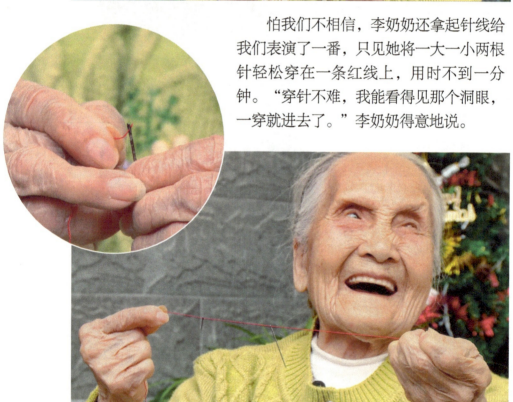

医学研究表明，人的眼睛周围有很多穴位和经络，正确的按摩能够有效缓解眼部疲劳，达到改善视力、放松视神经的目的。而李奶奶的"护眼神操"恰巧对应各个相应的穴位，让她得以在百岁之年依旧目光如炬。

- 按摩睛明穴，可改善眼睛易流泪，缓解头痛目眩，降低眼压，消除疲劳。

- 按摩攒竹穴，可消除眼部水肿，改善头痛、头晕、眼睑跳动不适感。

- 按摩鱼腰穴，可改善眼睛疲劳、面神经麻痹、三叉神经痛。

- 按摩丝竹空穴，可改善睫毛倒插、头痛、偏头痛、眼睛赤痛、目眩。

- 按摩太阳穴，可改善头晕目眩、视力下降。

- 按摩瞳子髎穴，可改善眼周循环，消除疲劳，延缓眼睑皮肤下垂。

- 按摩承泣穴，可散风清热，改善结膜炎、眼睛红痛、视力疲劳。

- 按摩四白穴，可改善眼睛干涩、视力下降，减缓眼袋形成。

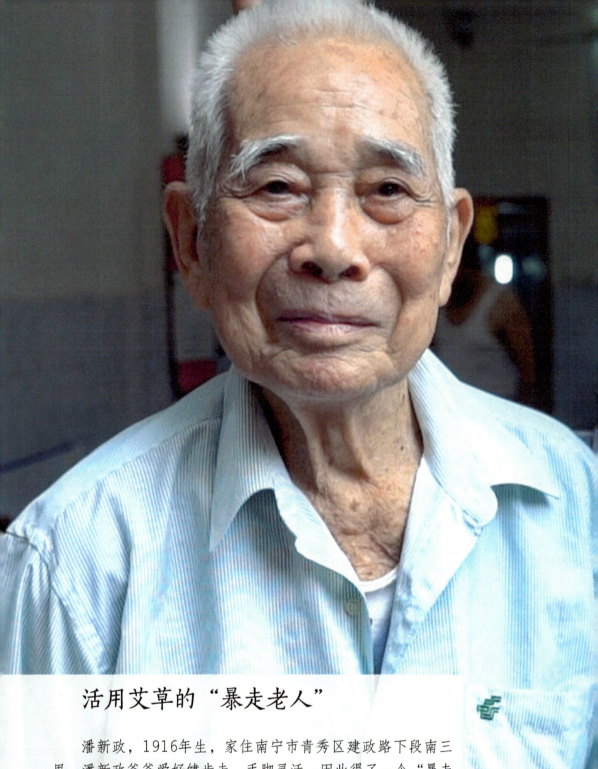

活用艾草的"暴走老人"

潘新政，1916年生，家住南宁市青秀区建政路下段南三里。潘新政爷爷爱好健步走，手脚灵活，因此得了一个"暴走老人"的外号。喜欢"暴走"的潘爷爷有一张神奇的艾床。

艾灸：

"暴走老人"有张神奇的床

蒋婕

初见潘爷爷，他健步如飞，精神矍铄，我们很难相信眼前的这位老人已经过百岁了，他给人一种只有80岁的错觉。潘爷爷和一群儿子女儿站在一块儿，他俨然成了大哥。我们不禁感叹："时光似乎特别眷顾潘爷爷啊！"

潘爷爷说，他的长寿秘诀除了规律的健步走、锻炼腿脚、增加肺活量、愉悦心情，擅用艾灸养生也是让他能保持良好身体状态的重要原因。

"他自己买菜，去五里亭买鸡啊买鸭啊，真的很能走，走路像小跑一样，他看起来好像只有七八十岁的样子。"说起潘爷爷，邻居们都很佩服他的健步如飞。

在天气晴朗的时候，潘爷爷几乎每天都要出门行走，他的行走可不是简单的散步，而是一走就是3公里以上的"大暴走"。不少年轻人跟潘爷爷比起来都逊色。

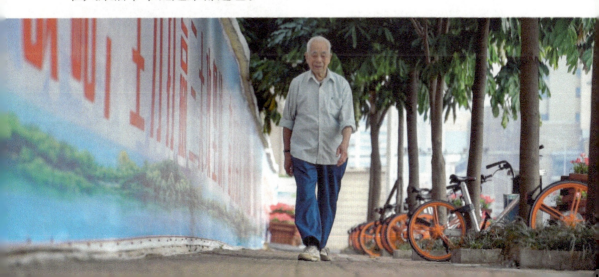

潘爷爷年轻时在南宁是一名人力车夫,"暴走"是他的谋生手段,拉板车、拉三轮车等体力劳动对他起到了很好的体能训练作用,使得他的骨骼年龄如今比他的实际年龄年轻了二三十岁,年过百岁仍能健步如飞。

"这张床是我做的,第一张就送给老爸了,老爸身体好,我们也放心。"女婿替潘爷爷自制了一张艾床,潘爷爷保养有方也多亏了子女们的功劳。

将晒干的艾草打成粉状,制成艾条,点燃后放入特制的木床里,躺在床上可以一边熏烤背部,一边闭目养神。有时候家人还会煮艾草水给潘爷爷泡脚,用艾条帮他熏烤脚底。这就是潘爷爷特殊的养生方式。

"这些烟熏上来有热度,背脊上的这些血脉就通了,其他的痛就会散开,通了全身都舒服。"潘爷爷向我们介绍说。

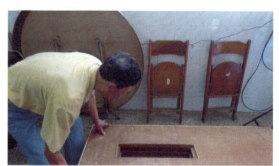
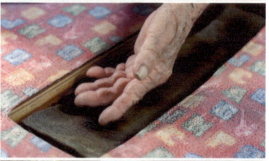
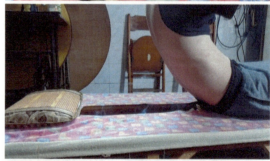
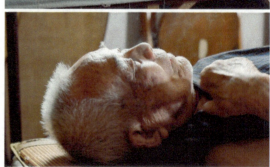

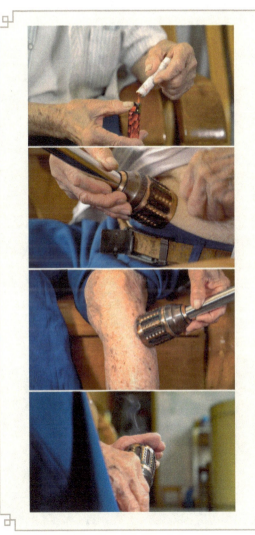

● 艾灸肚脐，可促进内分泌，治腹胀腹泻，还能显著增强免疫力。

● 艾灸背部，可振奋阳气、通筋活血，增强抵抗力，恢复脏腑功能。

● 艾灸足三里穴，可促进气血运行，起到温中散寒、化瘀消肿的作用，并能健脾补胃，增强正气，增强免疫力，从而防病强身、延年益寿。

● 艾灸脚底，可使人体脏器阴阳平衡，具有驱寒除湿、调理气血的作用。

"如果脚累了，熏一下就没那么累了。"潘爷爷拿着艾灸棒熏着足三里穴笑着说。

年过百岁的潘爷爷是在和生命做抗争，他告诉我们，自己身上坚毅的精神是不会随着年龄而改变的。

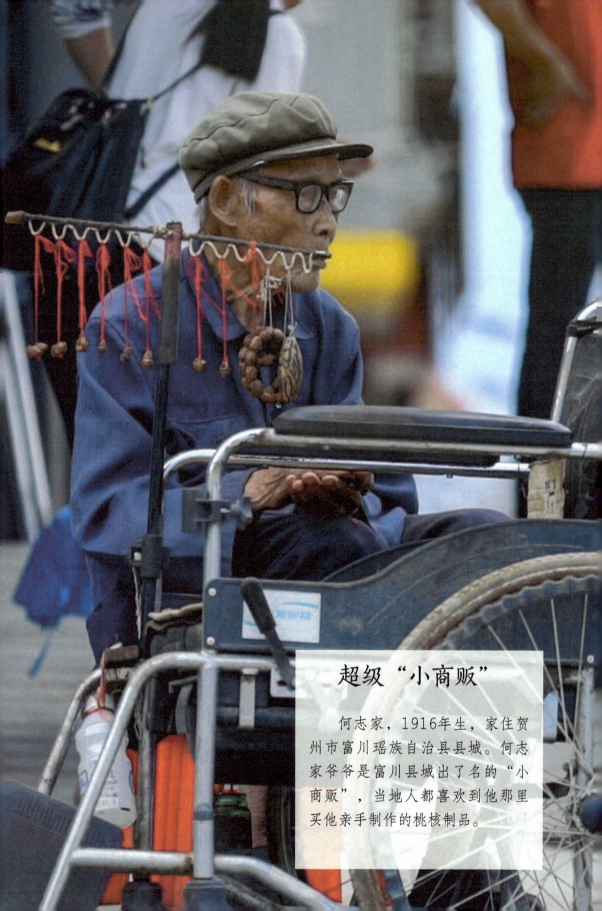

超级"小商贩"

何志家,1916年生,家住贺州市富川瑶族自治县县城。何志家爷爷是富川县城出了名的"小商贩",当地人都喜欢到他那里买他亲手制作的桃核制品。

搓桃核：
"搓"出来的长命百岁

宋旌宏

何爷爷每天早上8点就出门了，推着他的售卖小车，上面挂着他精心雕刻的桃核手工艺品，在县城里各个熟悉的街道走走停停，遇到老友就拉拉家常，更多的是和喜欢桃核雕刻手艺的人分享自己的作品。一天的时间就这样悠悠闲闲地度过。

为了不错过见到何爷爷的最好时机，我们早上7点多就赶到了他家，可何爷爷的女儿告诉我们，实在不凑巧，今天他起得早，已经出去了。何爷爷的女儿带着我们经过将近半个小时的寻找，终于在一个路口遇到了他。而这时，何爷爷正在和一位带着孙女遛弯的老友聊天，他还特意挑了一件桃核雕刻的小葫芦送给小女孩。

"来来来，爷爷送你一个小礼物，希望你快长快大，好好学习，天天向上！"

"老何叔，你身体还这么好啊，还能出来卖东西哦，厉害呀！"

"不行了，还是没有你们年轻人身体好，我就是出来走动走动，锻炼一下，卖东西就是个乐趣而已。"

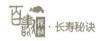·长寿秘诀

　　何爷爷从年轻时就学会了桃核雕刻手艺，经他手制作的手串和项链，看起来很是精巧。何爷爷的女儿告诉我们，老人家每天早上5点就起床，洗漱之后的第一件事就是去自己的工作间把玩这些可爱的桃核。

　　经过仔细观察，我们发现，何爷爷的养生秘诀竟与制作桃核密不可分。他会在备好的桃核中，挑选一些老桃核，这样的桃核比较坚硬，耐磨，做出来的物件光泽度也会更好一些。选好材料以后，他就要开动脑筋，想想这个桃核适合做什么。脑子里有了想法后，他就开始用锉刀和磨刀石慢慢打磨，这是一个漫长的过程，非常考验耐力和眼力，稍有差错，桃核磨穿了就不能用，打磨歪了也会不好看。经过几个小时的打磨之后，就到了最重要的步骤：搓！

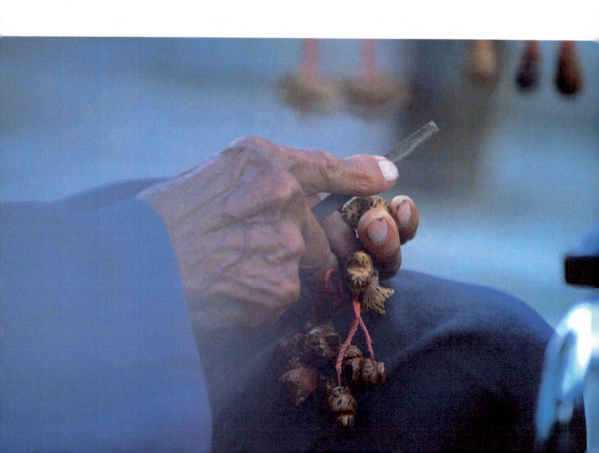

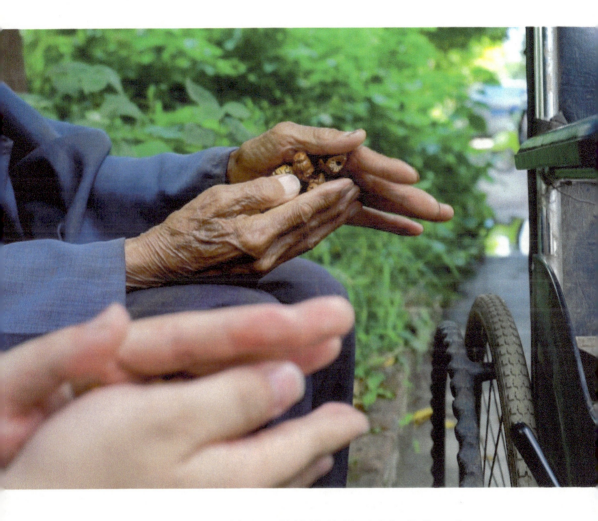

在富川县城里,做桃核的并不止何爷爷一个人,可愿意搓桃核的却只有他。因为打磨以后的桃核其实已经很漂亮了,如果再花时间搓,那就要付出很高的时间成本,价格却贵不了多少。何爷爷说:"不搓不亮,涂上一点茶油慢慢搓,走到哪儿搓到哪儿,慢慢的桃核就会与众不同了。"

● 搓桃核可以刺激穴位，促进血液循环，解除疲劳，振作精神，提神醒脑。

● 搓桃核不仅使手指更加灵活，且由于手部运动受到大脑的指挥和调节，因此搓桃核可以巩固手、脑的反射，大脑也就越用越灵，可以益智。

● 搓桃核可以增加局部血液循环，促进神经脉络的康复，改善手的功能，防止手部肌肉萎缩。

● 搓桃核不光是五个手指的活动，手腕、肩膀、肘关节也要同时介入，因此经常搓桃核无疑可以加强手部功能，巩固动手能力。

人的手上有很多重要的穴位，如合谷穴、少商穴等，不同的穴位对应不同的身体器官，经常按摩这些穴位可以说是益处多多。何爷爷搓桃核可不光是直接搓手，而是选用凹凸不平的桃核并加入可以消毒杀菌的茶油，这更是增加了手部按摩的效用。虽然何爷爷的初心是让桃核更美观，可是无形之中也给自己的身体健康多加了一道防线。

制作桃核练手练眼，推车售卖练腿练脑，这个生活中的爱好，给年过百岁的何爷爷增添了生活乐趣，也提高了生活品质。

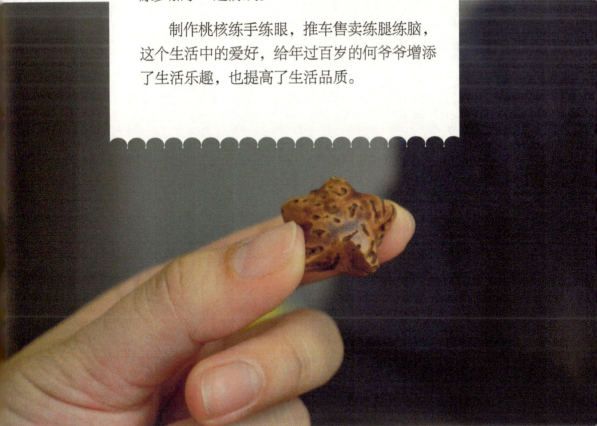

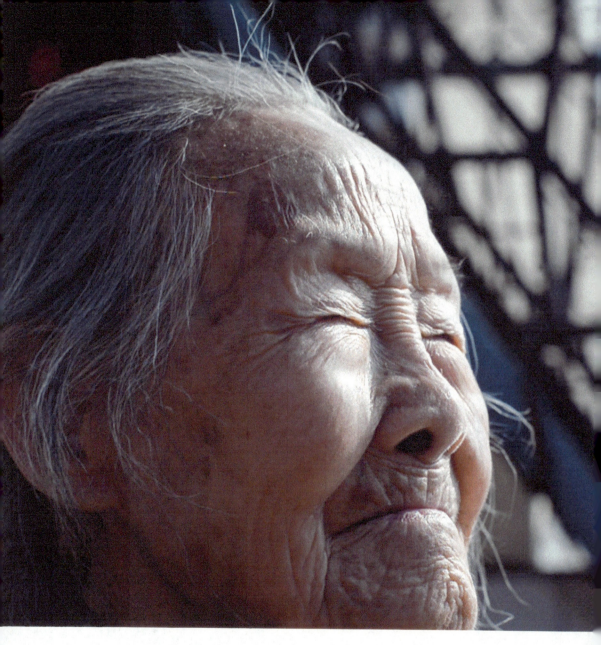

以"搓"养生的百岁奶奶

黎奇兰,壮族,1917年生,家住百色市右江区百城街道文明社区文化巷。黎奇兰奶奶家楼下车来车往,不便下楼锻炼,于是她就发明了一套在家就能锻炼的"搓""走"养生法。

按摩：

常"搓"更健康

马晨珂

初见黎奶奶，老人家精神状态很好，在招呼我们之余还不忘剥几个橘子给我们尝鲜。

问及黎奶奶如何保养自己的身体时，她笑着告诉我们："我就是每天坚持锻炼咯。"谈起自己的锻炼方式，黎奶奶一脸自豪："我天天要爬六楼去走1200步，走完我还要去楼顶晒太阳，这里拍拍，那里拍拍。"黎奶奶边说还边比划起来。我们很好奇地问为什么一定要走1200步，黎奶奶笑了，说步数只是个数字，她用来提醒自己不要忘记每天的锻炼而已。

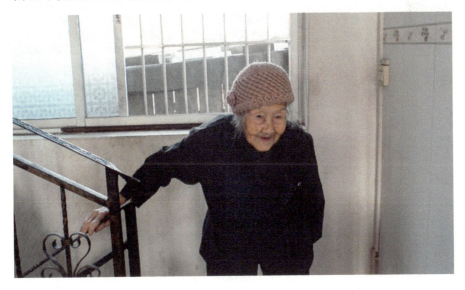

黎奶奶告诉我们,她还有个"锻炼神器"——按摩器,用它搓身子会有大好处。闲不住的黎奶奶顺手就拿起了她的按摩器,向我们演示起来。

● 将按摩器平放于桌面用来搓手心手背,或将其放于地面用来搓脚底,手脚各搓20次。

● 手持按摩器,反复搓两边手臂,各20次。

● 将腿抬高,将按摩器从脚跟搓至大腿根部,如此反复40次。

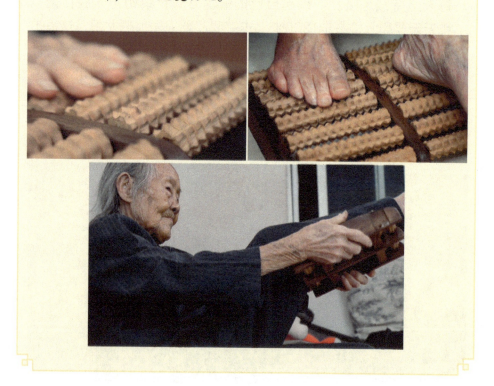

按摩：
常"搓"更健康

黎奶奶告诉我们，她用按摩器搓身体各个部位的习惯已经有10年左右了。黎奶奶说："每次搓完都感觉血脉通了一些，身体也很轻松。"看着这些动作十分简单，我们也想尝试一下，谁料腰身还不如百岁奶奶的柔韧，几个动作下来大家便累得气喘吁吁，而黎奶奶却能做得如此轻松，我们不禁感叹，姜还是老的辣啊！

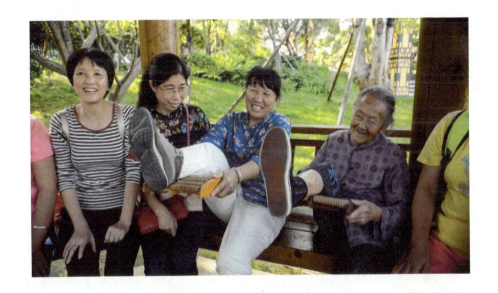

● 多搓脚能够促进血液循环，有利于降低血压，促进新陈代谢，睡前搓脚有助于改善睡眠。

● 多搓手可使手指更加灵活自若，防止手部肌肉萎缩，巩固手、脑的神经反射，并能解除疲乏、振作精神、提神醒脑。

● 多搓腿可刺激腿部穴位，缓解腿部肌肉疲劳酸痛，缓解脚冷的症状。

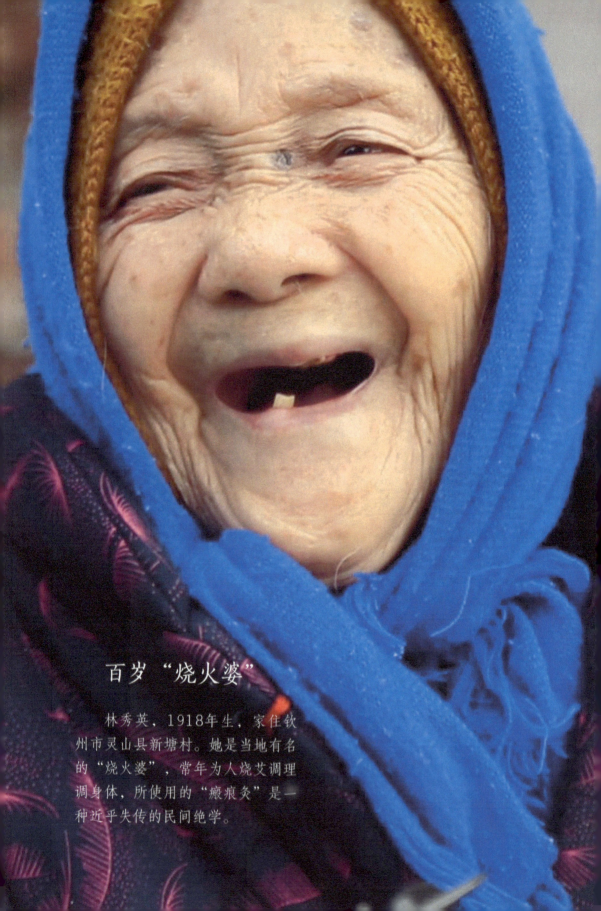

百岁"烧火婆"

林秀英，1918年生，家住钦州市灵山县新塘村。她是当地有名的"烧火婆"，常年为人烧艾调理调身体，所使用的"瘢痕灸"是一种近乎失传的民间绝学。

瘢痕灸：

百岁医者，百年仁心

莫耀瑛

听说灵山县新塘村有位百岁奶奶擅用艾灸，几十年来帮助了村里很多人，一提到她大家都竖起大拇指。初见林秀英奶奶，她爽朗的笑声吸引了我们的注意。这是一位慈祥又开朗的老太太，笑起来中气十足，看起来比实际年龄年轻不少。

林奶奶是灵山县有名的"烧火婆"，擅长用艾草来给人烧艾治病，即"瘢痕灸"。这是一门几近失传的手艺，除了能帮助他人缓解病痛，也是林奶奶日常保养的养生之道。

"隔壁村有个人中风，嘴巴都歪了，我就给他烧，烧一点，嘴巴就回正一点，等他媳妇把饭做好，他就已经能下床走路了。" 林奶奶跟我们回忆起近百年来的行医经历，一个个病例仿佛一个个传奇。

"还有个人得了病，一直学猫叫，'喵喵喵'，每天这么叫，怎么都治不好，我给他一烧，好了！" "曾经有个大胖子，怎么也瘦不下来，但是太胖了对身体不好，就来找我给他烧火。烧过一两次，后来再见到他的时候已经认不出来了，瘦了。"

林奶奶从19岁起就开始拜师学习艾灸疗法，她说，她是天生就要做这一行的，希望能帮助更多的人。这份简单质朴的缘由，令她坚持了80多年。

"平时烧火就收五毛一块,没钱就算了,你说对吧,都是治病救人。有一次我儿子带了个朋友让我帮看看,后来我给他灸好了就回去了,过了半年我去赶圩,有个人突然冲出来拉着我的手说,感谢你啊感谢你啊,多亏有你,把我的病治好了。"林奶奶笑着说,"你说好不好笑,哈哈哈哈。"

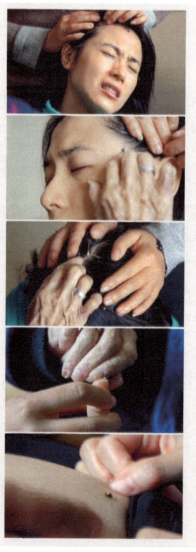

● 阳春三月,从地里采回新鲜的艾叶,去叶揉搓,成为细腻的艾绒,即为瘢痕灸的工具。

● 瘢痕灸是艾灸的一种。《针灸甲乙经》载:"欲令灸发者,灸履熨之,三日即发。"

● 常见的艾灸为隔火灸,而林奶奶的瘢痕灸是直接用火灸于皮肤,为直接灸。

● 用艾绒灼于穴位,使伤口化脓、留疤,病即痊愈,故称"瘢痕灸",又称"化脓灸"。

● 艾灸的穴位很讲究,从下往上,从脚到头,最后至头顶的百会穴结束,几十个穴位逐一烧遍。

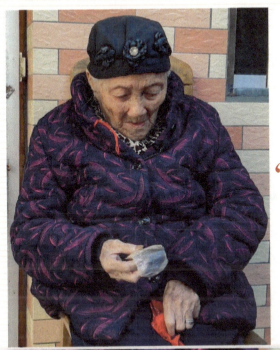

闲聊中,林奶奶从兜里掏出了一个包。打开一看,原来是一包艾绒。

"这包艾绒我每天都随身携带,如果有人来找我做艾灸,起身就能走,一分钟都不耽误。"

——林秀英奶奶

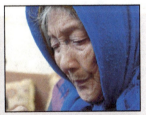

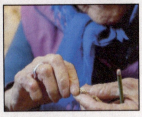

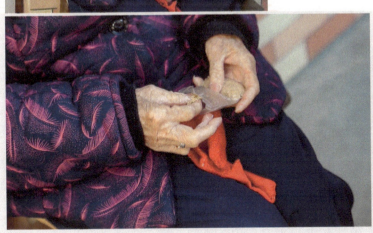

有人上门时,林奶奶备上一根香,取出一小团绿豆大小的艾绒,将艾绒用香点燃,快速徒手捏火,放在相应的穴位上,一边轻轻揉搓穴位旁边的皮肤,以缓解疼痛。燃烧的艾绒直接接触皮肤,让人疼痛难忍。这种考验意志力的艾灸方式,一般人难以承受。

百岁探秘 · 长寿秘诀

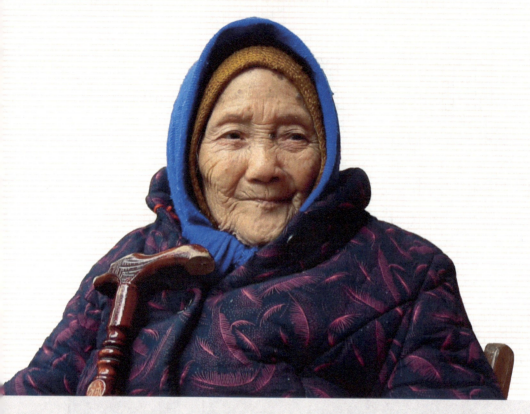

林奶奶说:"烧了之后,风(邪)会从穴位里出来。如果不注意,烧错了穴位,就会有危险。"

林奶奶的师傅是一位在当地小有名气的郎中,遵循的自然是百年前的医治之法。"那时候我们学习的医术跟现在有些不同,当然现在的医疗条件更先进了。"老一辈的医术我们已经难寻其踪,唯有从百岁林奶奶的瘢痕灸中一窥其妙了。

林奶奶精通艾灸、擅用艾灸80多年,助人无数。现在她想把这门绝活传给儿孙,让它代代相传。

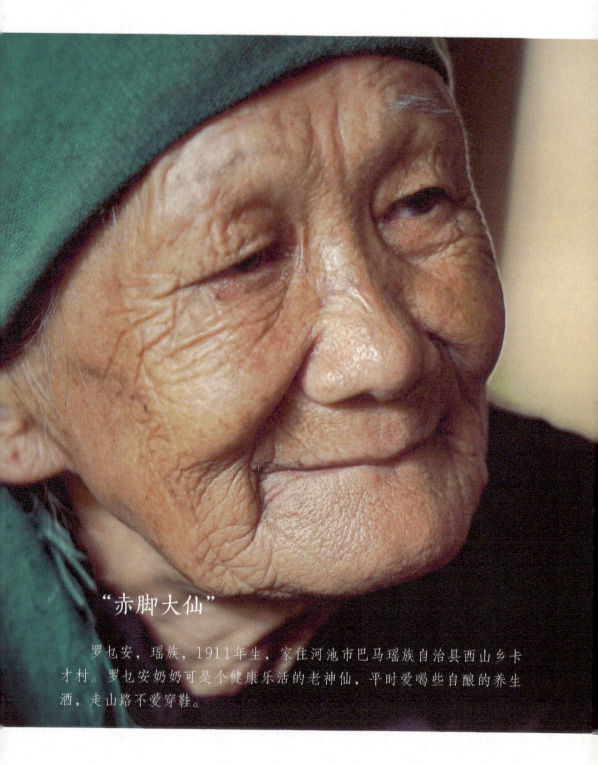

"赤脚大仙"

罗乜安,瑶族,1911年生,家住河池市巴马瑶族自治县西山乡卡才村。罗乜安奶奶可是个健康乐活的老神仙,平时爱喝些自酿的养生酒,走山路不爱穿鞋。

赤脚走路：
天然的"足底按摩"

胡璇玥

西山乡位于巴马西北部，是一个典型的大石山区。驱车前往罗奶奶家，走了一个半小时的山路，一面是悬崖峭壁，一面是大石山，连会车都要提心吊胆。

车子行驶到村头的时候，正是正午，我们远远的就看见一位老人佝偻着身体，驮着一箩筐猪草，在山道间赤脚行走着。司机师傅小心地避让着这位老人，车辆缓缓地开过，同行的向导突然大叫："快停车，快停车，这就是罗乜安老人啊！"

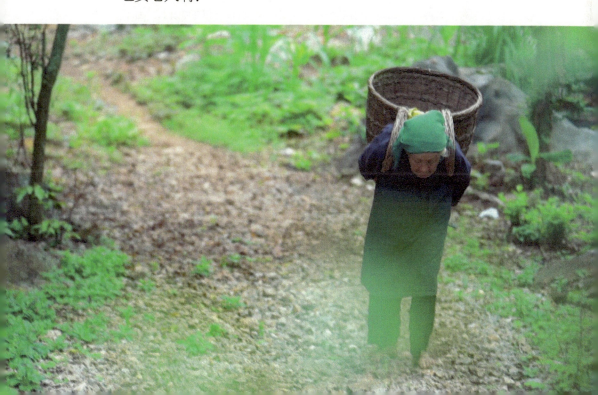

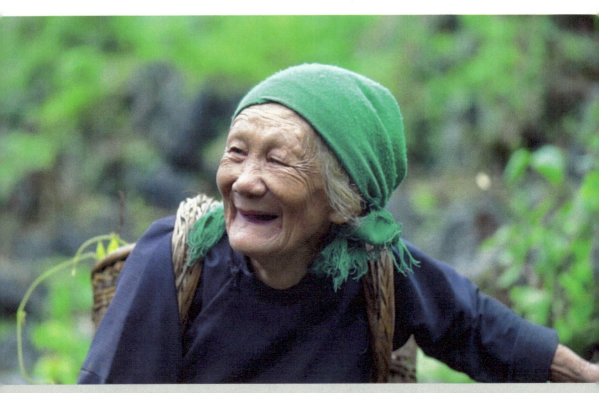

我们下车叫住了罗奶奶。得知我们的来意,罗奶奶笑得像个孩子,掰着手指头数着她的岁数,用当地的方言,手舞足蹈地向我们唠叨着,说她平时就是爱喝酒、不爱穿鞋的,看起来活脱脱一个硬朗快活的"赤脚大仙"。

脚步轻盈,走山路,徒手翻石山,眼前的这位百岁老人真是让我们刮目相看,"罗奶奶,你就这么不穿鞋走石子路,脚疼不疼啊?"

"不疼,怎么会疼呢。以前家里穷没有钱买鞋子,所以打赤脚,现在都习惯了,不穿鞋舒服自在!"罗奶奶笑着说,"我跟你们说嘛,就这么赤脚走山路,心情好,对身体好!"

赤脚走路：
天然的"足底按摩"

"不穿鞋又没什么，我妈妈生我的时候已经给我设计了鞋，脚板就是我的鞋。"

——罗乜安奶奶

- 脚部血液循环的好坏与全身血液循环密切相关。

- 赤脚走路能使足底肌肉、经络、韧带及神经末梢与地面的沙土、草地及不平整的石头接触、摩擦，进而通过神经传输刺激内脏器官及大脑皮层，达到强身健体的目的。

- 赤脚走路还有利于足部汗液的分泌和蒸发，防止脚气。

- 赤脚走路可疏通经络，调节气血，促进新陈代谢。

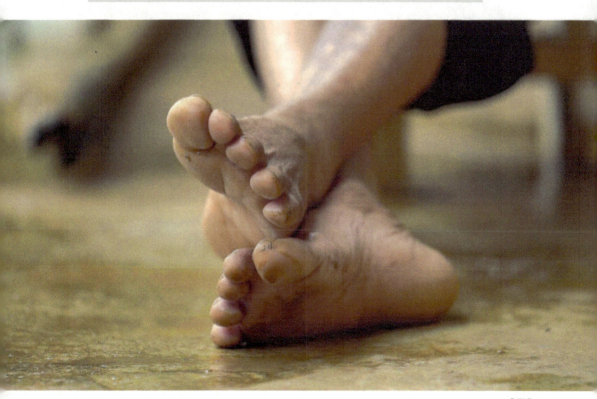

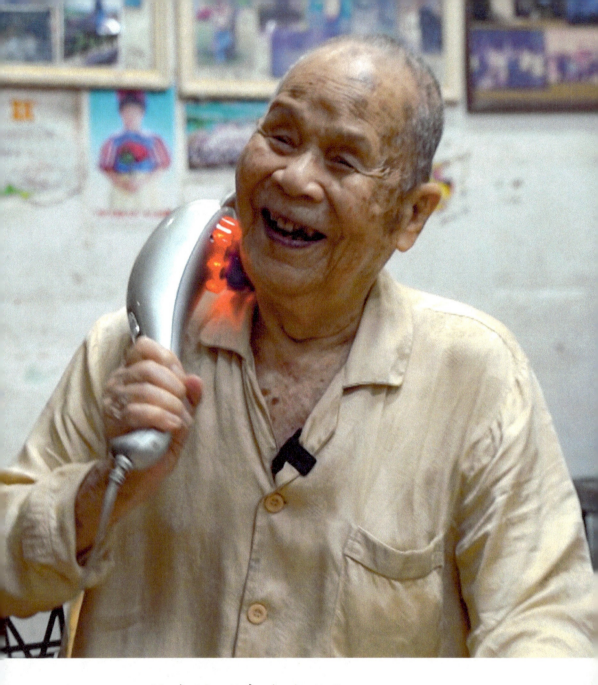

不怕痛的"赤脚大仙"

刘继庆,生于1918年,家住南宁市青秀区大板二区。刘继庆爷爷最喜欢做的事是光脚走鹅卵石路和利用各种健身器材进行"摩擦"养生锻炼。

接地气：
打赤脚多摩擦，想长寿别怕痛

闫哲

　　刘爷爷平时最爱光着脚走鹅卵石路，他每天都会早起到小区里的鹅卵石路上赤脚走几个来回，这可是他最喜欢的养生方式。

　　刘爷爷带着我们来到了小区里的鹅卵石路边，他先脱掉了鞋袜站上去，还走了几步给我们作示范。我们的年轻编导决定也脱掉鞋子上去试一试，结果强烈的痛感迅速从足底传来，根本无法正常行走。只见刘爷爷在前头快步如飞，年轻编导在后头却寸步难行。

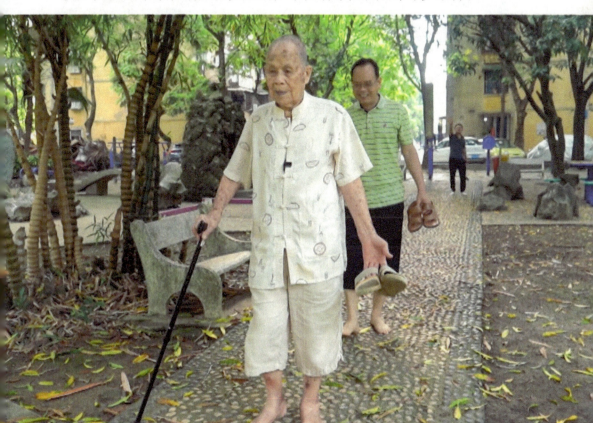

长寿秘诀

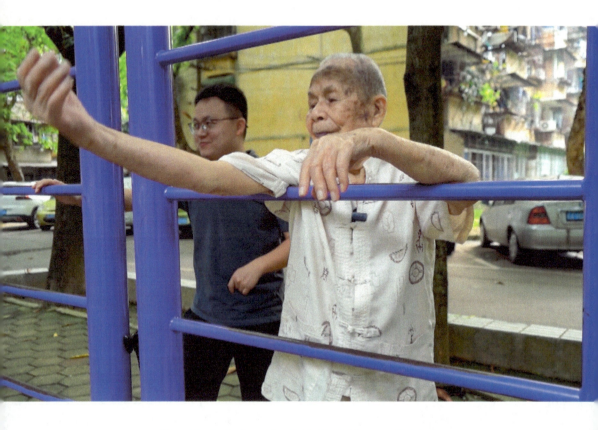

"一百个人有一百种养生方法,只有适合自己的,才是最好的。"

——刘继庆爷爷

- 中医认为,人的脚底有多个穴位,脚底的经络跟五脏六腑有着密切关系,光脚走路既按摩了脚底,又"接了地气"。
- 赤足走鹅卵石路,可以刺激足部穴位,有助于全身的气血循环,长期坚持可延年益寿。

除了每天赤脚走鹅卵石路，刘爷爷还会非常巧妙地利用小区里的健身器材来锻炼身体。和其他人的操作方式不同，刘爷爷会在健身器材上"摩擦"，主要针对脖颈、肩部、腿部等比较容易劳累的部位，力度轻重自行掌握。刘爷爷说，这样反复"摩擦"后，会感觉气血通畅，整个人就"通"了。年轻编导跟着刘爷爷一起在健身器材上进行"摩擦"锻炼，结果没几下就放弃了，确实是又硌又疼。看来，刘爷爷还真是一个"不怕痛"的人。

除了在户外自然环境中锻炼，刘爷爷回到家中还有养生"大招"，儿孙们给他买了按摩仪和按摩椅。刘爷爷说，年轻时没有条件享受，遇到周身劳累只能用碗或者牛骨刮痧疏通。现在条件好了，刘爷爷已经熟练掌握了各种按摩仪器的使用方法，悠然自得地安享幸福晚年。

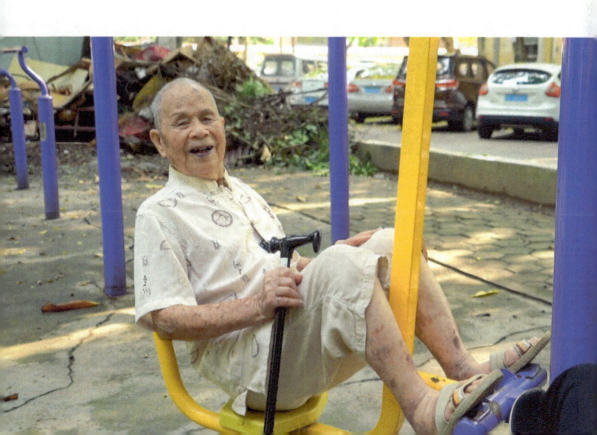

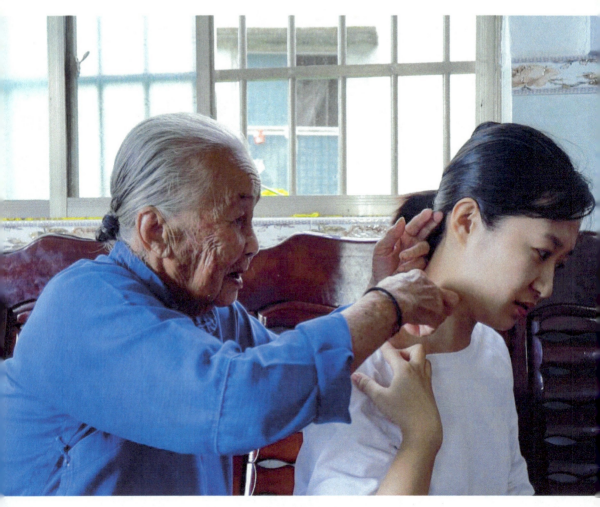

百岁"古法揪痧师"

莫天兰,1914年生,家住贺州市富川瑶族自治县莲山镇小深坝村。莫天兰奶奶有一门祛湿绝活——"揪痧",这是她百年间日常保养的养生之道。

揪痧：

神奇的百年古法

杨敬师

在富川有一个神奇的村庄，背靠青山，前临田陌。奇山秀水出奇人，村中就有一位远近闻名的"古法揪痧大师"。初次见面，莫奶奶这个老顽童就用了一种与众不同的方式迎接我们，让我们也体验了一把揪痧。

莫奶奶擅长用揪痧来给自己治病，这是一种灵活的自我疗法，可以根据病情选择施治部位。对自己下狠手，这就是莫奶奶长寿保养的秘诀。

莫奶奶说，中指食指弯曲如钩状，蘸水夹揪皮肤，造成局部瘀血即可，无需任何器具，只需手指。说着，莫奶奶笑着向我们勾了勾手指。

"我平时坐着的时候，没事就揪一揪。"对莫奶奶来说，揪痧就和呼吸一样自然，"不想吃饭，头有点痛也揪。不舒服的时候就揪一下，红就是出痧，揪出来就舒服啦。"莫奶奶认为"不通则痛"，出痧就是活血化瘀的体现。

- 揪痧是一种简单的用手指夹揪使皮肤出现血痕的自我疗法。

- 揪痧可起到活血化瘀、疏通经络、理筋整复等作用。

- 揪痧对皮肤有较强的牵引力,可引起局部和全身反应,局部出现瘀血后,患者周身舒展。

- 揪痧适用于皮肤张力不大的头、面、肩、颈、背等处。

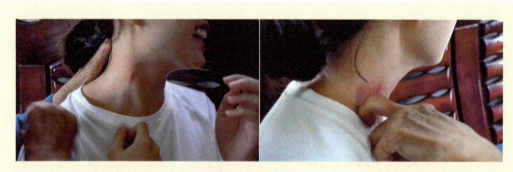

" 红就是出痧,不怕痛的,闭着眼睛,揪出来就舒服了,饭都要多吃两碗。 "

——莫天兰奶奶

莫奶奶一家上至百岁下至五岁,每人都会揪痧,简简单单的自我疗法,效果却非常好。"身体好,揪了痧不出的,不舒服就揪得出来,揪完要多吃两碗饭了。"

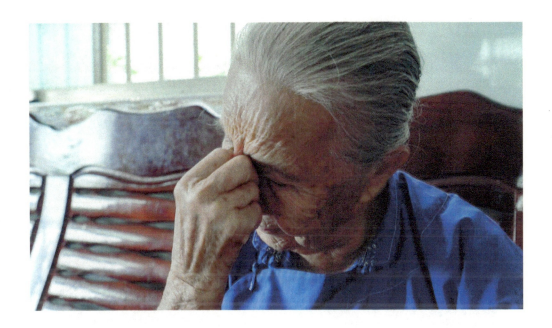

莫奶奶说,她头疼时会备上一碗水,对着镜子揪痧。将中指食指弯曲,夹起脖子侧皮肤向前拧扯,急速放开还原,连续数次,直至所扯皮肤发红出痧。揪扯皮肤的疼痛让普通人难以承受,蘸水可以缓解疼痛。

莫奶奶也因人施揪:"怕就不揪,我揪这点就好了。"亲身体验过莫奶奶"疼"爱的编导,揪后感觉周身清爽,只是身上留下了独特的红色瘀伤,莫奶奶说这就是"痧"。此瘀伤通常需要几天或一周的时间才能愈合,而且在愈合过程中会变得很柔软。莫奶奶叮嘱,揪痧的人应该保护瘀伤的区域,并注意不要碰到它,用冰敷可以帮助减轻炎症和减缓疼痛。

莫奶奶揪痧的手法,遵循老辈的口头传教,没有过多的口诀,她也说不出什么原理。"痛就揪,揪则通",简单的疗法就这样传承了百年。

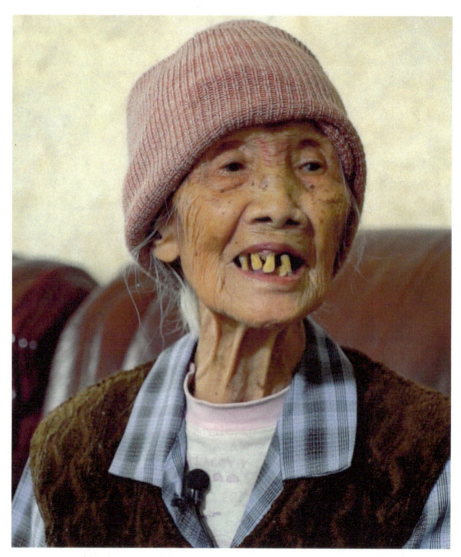

挑痧"土郎中"

　　沈姆先，壮族，1915年生，家住百色市德保县荣华乡东江村东内屯。沈姆先奶奶是个远近闻名的土郎中，熟识一种传统壮族民间疗法——挑痧。

挑痧：
一根"神针"，专治痧气

马晨珂

挑痧疗法即通过挑、刺人体一定部位，于皮下挤出点滴瘀血，从而治疗痧症的一种方法，属于壮医针挑疗法之一。壮医对痧病的治疗，主要是在调气解痧毒的思想指导下，通过针刺放血、挑痧、捏痧、刮痧，内服清热解毒药物等具体方法，以促进气血运行、痧毒排除。

沈奶奶的邻居告诉我们，不只是周边有人来找沈奶奶看病，就连百色市里都有人专门驱车前来她家寻求帮助。

在我们采访期间，前来看病的村民络绎不绝，沈奶奶就靠着手中几根钢针来为人们缓解病痛。"我们村里有人肩膀痛、腰痛，都是找沈奶奶来挑的，一挑就好。"一位前来看病的村民这样告诉我们。

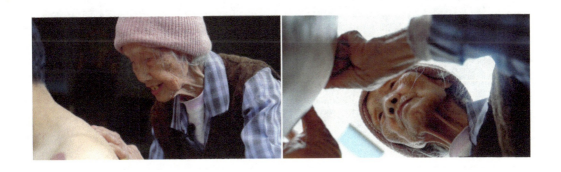

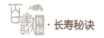·长寿秘诀

" 我经常用针帮人家挑,大人肩膀痛、腰痛我可以挑,小孩子胃口不好我也可以挑,这些小病小痛我都能帮上忙。 "

——沈姆先奶奶

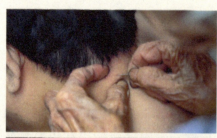

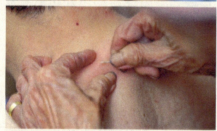

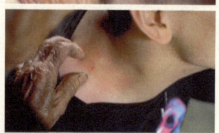

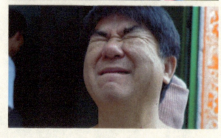

我们有位劳累了几天的编导肩膀酸痛,看见沈奶奶的挑痧手法这么神奇,便也想感受一下。只见沈奶奶先将针用酒精消毒,然后将针刺入他的肩膀、后脖颈等部位,把皮肤挑破后用力挤压。"你这些地方都挤不出血,说明你这里血脉不通,所以才会痛,以后要多注意休息,多锻炼才行。"沈奶奶边挤边嘱咐他。

编导已经摆出了一副龇牙咧嘴、痛不欲生的样子,可沈奶奶还丝毫没有停手的意思,反而拿起生姜和盐在他针刺的部位上擦了起来。反复几次,他的后背已经通红一片,沈奶奶这才放下手说道:"用姜和盐擦可以把痧气和血擦出来,还可以消毒。"经过沈奶奶的一番调理后,编导说原本沉重的肩膀轻松了许多。

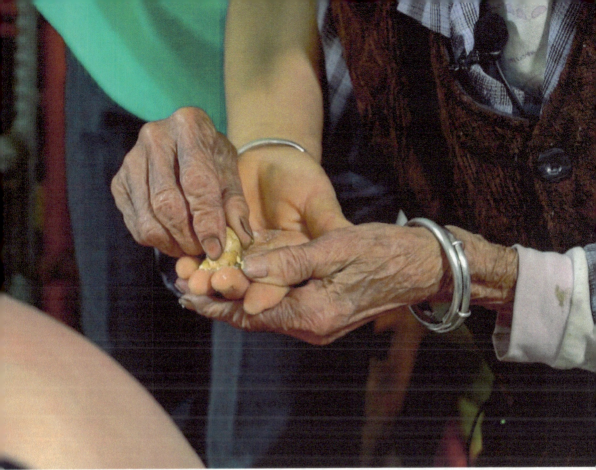

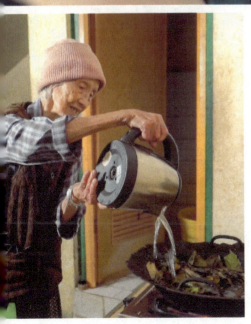

沈奶奶又补充了一句,"一片生姜胜丹方",用姜擦背有驱寒除湿、祛除痧气的功效。

经过询问我们得知,沈奶奶给村民调理身体都是无偿的,她认为帮助村里人是理所应当的。"他们觉得我治得好,就对我说,你要活100岁哦,阿婆。我觉得人活到哪里是个头啊。我有空就帮他们,我都尽力去做的。"沈奶奶笑着对我们说。

沈奶奶为人和善,乐观开朗,她与人为善、助人为乐的性格,为她的百岁生活增添了别样的色彩。

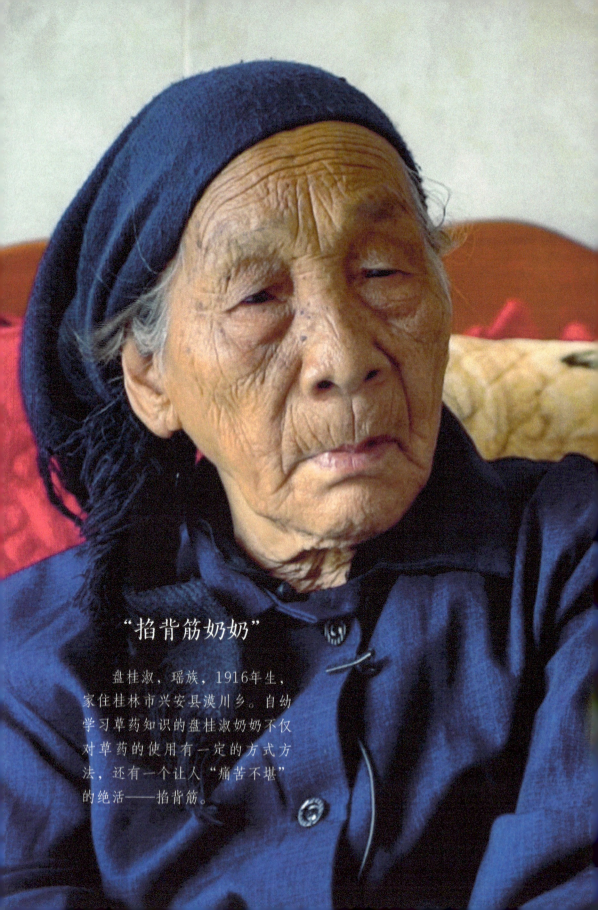

"掐背筋奶奶"

盘桂淑,瑶族,1916年生,家住桂林市兴安县漠川乡。自幼学习草药知识的盘桂淑奶奶不仅对草药的使用有一定的方式方法,还有一个让人"痛苦不堪"的绝活——掐背筋。

掐背筋：
揪了能止痛，掐出的健康

邓丹阳

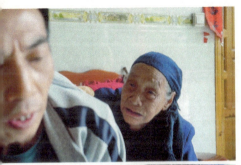

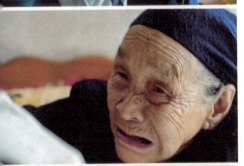

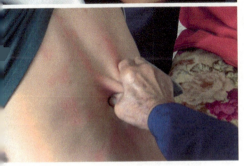

在我们采访盘奶奶的时候，有一位记者由于身体不适，引发腹痛，脸色苍白地坐在一旁。盘奶奶看到他很难受的样子，便说自己有种独门手法，可以帮他缓解腹痛，但这种方法常人无法忍受，因为太痛了。为了能治好肚子疼，记者考虑了一下，决定让盘奶奶试试。

盘奶奶说她的这种治疗手法叫"掐背筋"。在开始掐之前，盘奶奶先用温水泡手，使得手部温暖有热度，然后用食指和中指从脊梁骨两旁，摸到隔筋，再用力猛掐，停顿几秒之后继续猛掐。反复几次之后，记者满头大汗，痛感传遍全身，忍不住叫了起来。盘奶奶安慰说："忍忍哈。掐得痛，才好得快！"过了一会儿，记者果然感到身心舒畅，腹痛得到了缓解。（温馨提示：请根据自身情况谨慎尝试。）

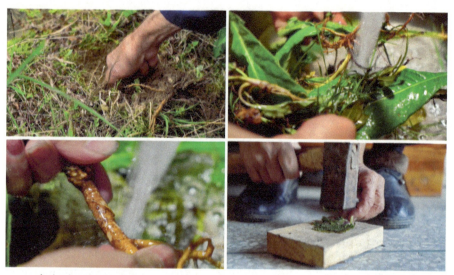

盘奶奶告诉我们，痛则不通，通则不痛，掐背筋这种治疗手法，是父辈教给她的。盘奶奶还说，这种治疗方式虽然很痛，但是它不仅能够治肚子疼，还能消隔食、吸纳气血，活络筋骨。

● 掐背筋又称"捏脊"，是一种中医治疗方法。

● 掐背筋可刺激背部的穴位，能调和阴阳、健胃理脾，从而提高免疫力，预防疾病。

● 掐背筋在早晨起床后或晚上临睡前进行疗效较好，每次掐三五分钟为宜。

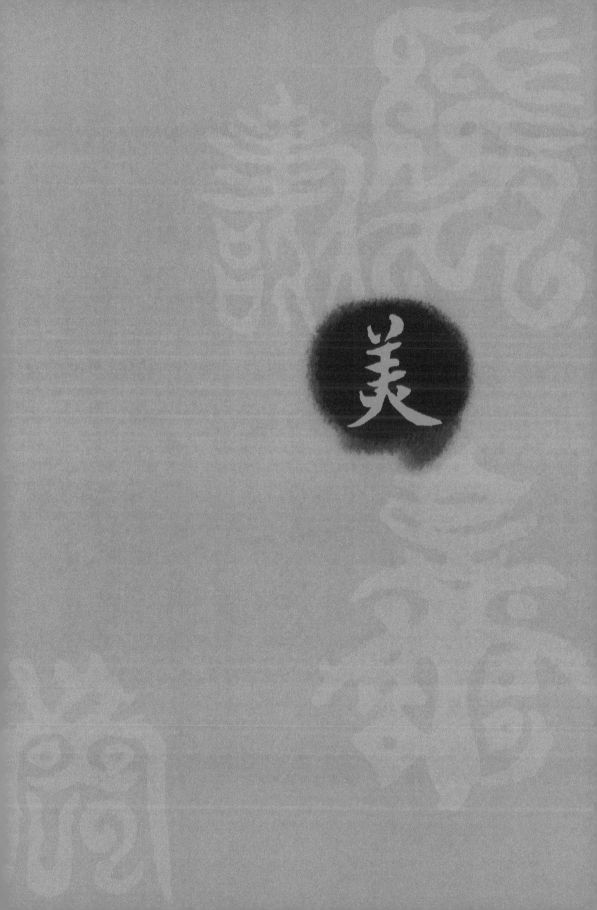

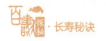

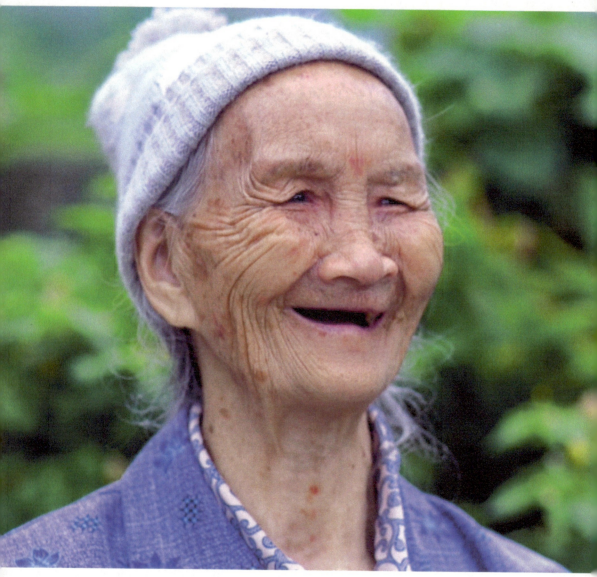

百岁老裁缝

覃明香,壮族,1913年生,家住百色市德保县马隘镇。覃明香奶奶有一双灵巧又白嫩的手,这得益于她用苎麻"一搓一洗"的护手秘方。

护手：
苎麻搓洗，护手秘方

马晨珂

手是女人的第二张脸，都说心灵则手巧，手巧而心灵，覃奶奶就是这样一个"心灵手巧"的百岁奶奶。提起她的女红，周围的村民无不竖起大拇指。覃奶奶年轻时精通女红，如今虽已年过百岁，可手艺丝毫不曾落下，还经常为年轻人指点迷津。

"我们家奶奶手很巧的，过去家里的鞋垫、衣服都是她亲手做的。"孙媳妇一边给我们展示覃奶奶缝制的鞋垫，一边不忘夸赞自家的百岁老裁缝。

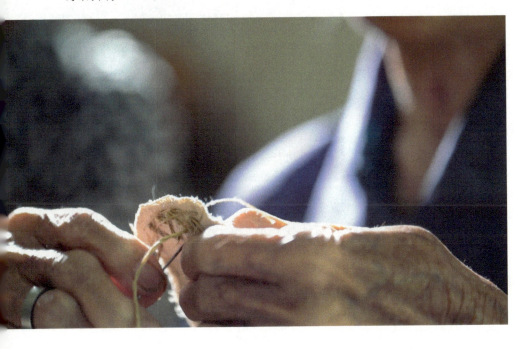

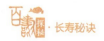

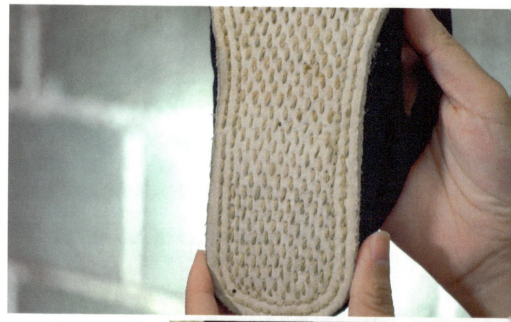

在覃奶奶家我们发现,她的大部分作品都被家人保存了下来:粗布做的壮族服饰、厚实的鞋垫等,甚至连纳鞋底的粗线都出自覃奶奶的双手。

看到我们对覃奶奶的作品如此好奇,她的

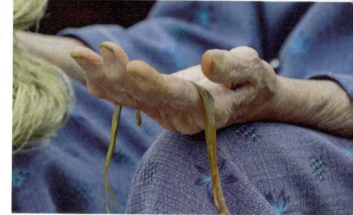

家人神秘地告诉我们,覃奶奶纳鞋底的粗线非一般的棉线,而是就地取材于一种田间的植物。这让我们更是惊讶不已。

在覃奶奶女儿的帮助下,我们找到了覃奶奶用来制作粗线的植物,那就是苎麻。

护手：
苎麻搓洗，护手秘方

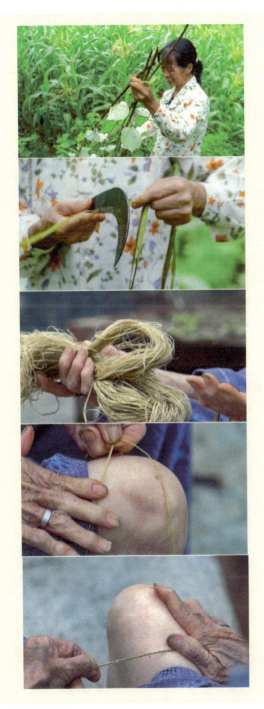

"平时都是我女儿去砍来给我，我就慢慢搓，搓成线就拿来缝补东西了。"覃奶奶边说边向我们展示她原始的做线方法。只见覃奶奶麻利地将苎麻摘去叶子，剥下茎上的外皮，再将皮上的外层刮掉，只留下当中的纤维。这样的纤维经过半个月左右的晾晒即可脱干水分，这时再经过覃奶奶的巧手，将它们揉搓成一股股粗线。"能自己动手的就不用再花钱了嘛。"覃奶奶笑着对我们说。

覃奶奶的双手如今仍灵巧而稳健，这在百岁老人中实属罕见，我们不由得好奇地追问她的护手秘方。覃奶奶告诉我们："我哪有什么秘方嘛，只是平时总会揉搓、摩擦和按摩自己的双手咯。"说完她还向我们简单介绍了一下自己是如何活动双手的。

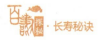

● 伸展双手：伸出双手，做开合并拢动作，连续做几次，让手上的肌腱、肌肉、关节放松，加速血液循环。

● 按摩手指：以转圈的方式，轻揉按压一根手指的指节，到达指尖部位时，握住手指轻轻提拉，之后再松开。用同样的方法按摩每一根手指。

● 按揉手背：用大拇指顺着指根向手腕的方向以上下滑动的方式进行按揉。

● 活动手掌：用大拇指在手掌上以圆周方式进行按揉，从手腕处开始到指关节处结束。

● 按摩虎口：揉捏虎口及相邻两手指根部连接处。

介绍完了覃奶奶还忍不住唠叨了一句:"轻点哈,不要太用力。"人的手部有许多穴位经络,按摩手部可以有效促进手部的血液循环,疏通经络,加速新陈代谢,能起到一定的养生保健作用。而且经常按摩手部可以增强手部的关节功能,保持手部的灵活性,防止老年人大脑提前老化。

之前采来的苎麻叶覃奶奶也没有丢掉,而是拿来泡水洗手,这样的习惯她已经坚持了很多年。苎麻不仅是纤维作物,还是一种中药,用其叶泡水洗手有增进血液循环、活血化瘀之功。苎麻叶加水,就是覃奶奶最好的护手霜。用苎麻叶搓洗手部,不仅可刺激手部穴位,增强血液循环,搓洗之后,双手变得又白又嫩,原来覃奶奶的健康长寿尽在"掌握"之中啊。

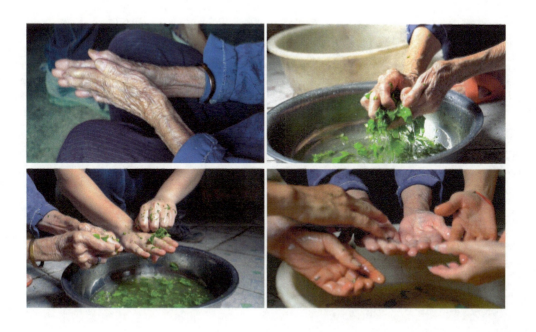

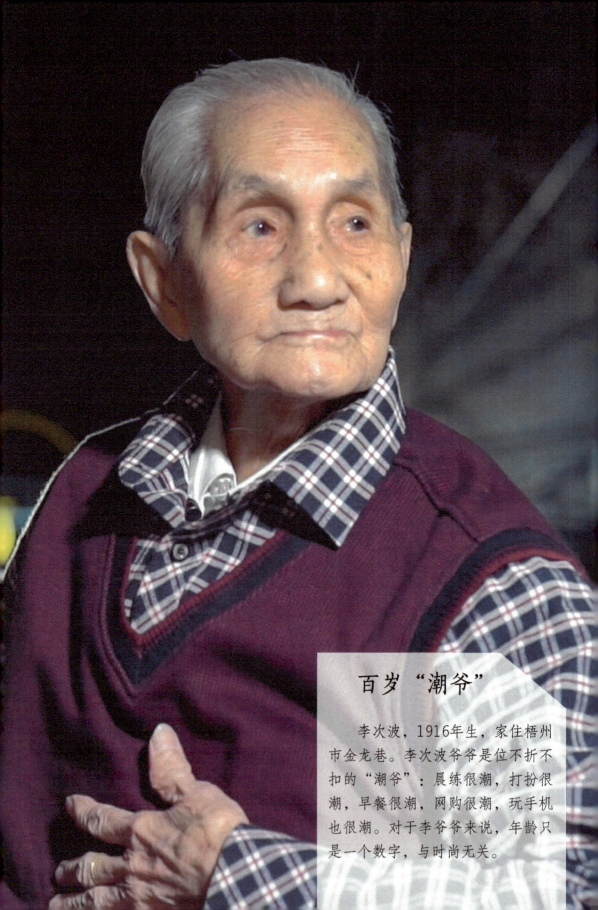

百岁"潮爷"

李次波,1916年生,家住梧州市金龙巷。李次波爷爷是位不折不扣的"潮爷":晨练很潮,打扮很潮,早餐很潮,网购很潮,玩手机也很潮。对于李爷爷来说,年龄只是一个数字,与时尚无关。

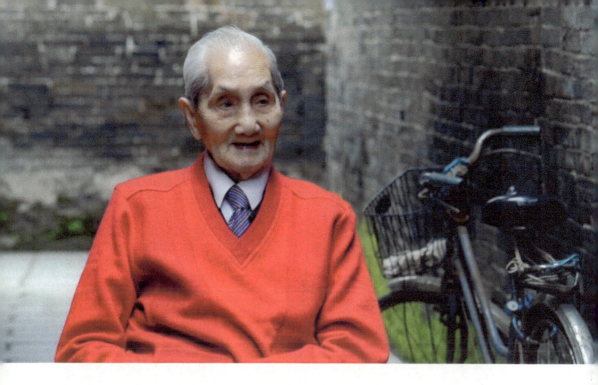

时尚：

百岁"潮爷"驾到，时尚与年龄无关

蒋婕

在梧州市区有一条闹中取静的深巷，这条巷子有着上百年的历史，李爷爷就住在这里。

整洁的西装，别致的领带，头发梳得油光，皮鞋擦得锃亮——初次见到李爷爷，我们都为他如此精神的打扮所惊叹。起初，我们以为李爷爷是为了迎接我们而如此打扮，后来细问他的家人才发现，其实李爷爷从年轻到现在一直都喜欢这样的打扮。

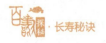

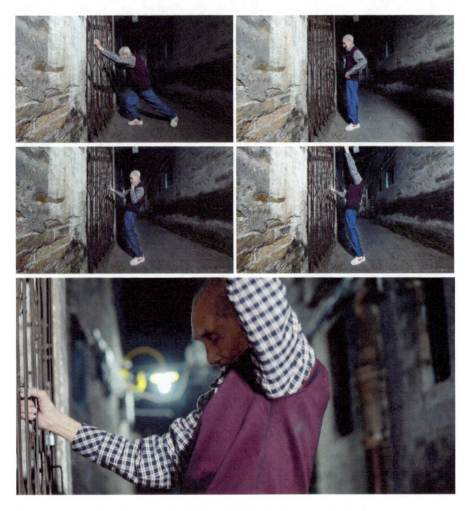

"我都是3点钟就醒来,然后慢慢起床去洗脸,再弄一下。"李爷爷每晚9点上床,凌晨3点起床,4点准时开始在巷子里锻炼。"抖抖手,甩甩腿,每个动作做100下。"李爷爷边示范边给我们解说。

李爷爷锻炼的时候,我们还能听到附近民居里传来的阵阵鼾声。都说闻鸡起舞,李爷爷运动的这个时间里,恐怕公鸡都还没有起床。但李爷爷告诉我们,除了下雨天,他每天都坚持锻炼。

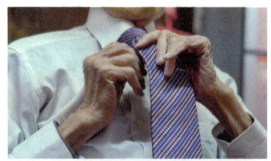

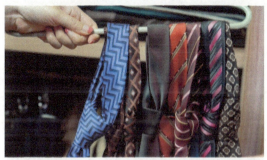

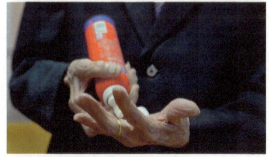

"跟一般人不一样,他比较上一个档次。""他年轻的时候很帅的,个个都叫他'帅波'!""有时候他走过去可以闻到一阵香水味。"……提到李爷爷,街坊邻居都成了他的"迷弟迷妹"。

喷摩丝、大背头,西装、领带、皮鞋,一样都不能少。打扮好后,李爷爷便叫上专车送他到茶楼喝早茶。梧州市的早茶文化气息十分浓厚,李爷爷可是个喝早茶的行家。他选择了一家环境好、空气好、味道好的早茶店就餐,还跟年轻一辈争着买单,旁人都看得忍俊不禁。

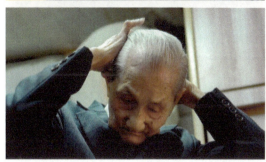

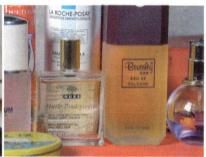

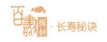

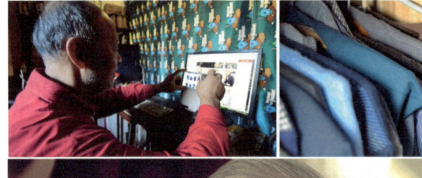

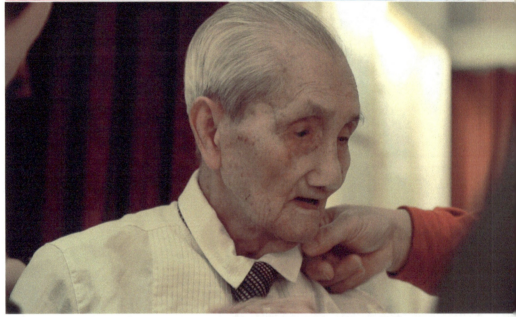

　　李爷爷能打扮得如此精神体面，也和家人的照顾分不开。女婿说："我们都是尽量满足他的要求。有几件衣服是在网上买的，在手机上给他看，他自己选，他喜欢哪件就给他买哪件。"

　　虽然在金龙巷附近有很多家养老院，但是家人从来没有想过把李爷爷送过去。女婿每天都陪伴在李爷爷左右，照顾他的生活起居。为了方便李爷爷，女婿还对他的房间做了别出心裁的设计。"我女儿是老爸从小带到大的，我很感谢老爸，我愿意服侍他一辈子。"女婿说。

时尚：
百岁"潮爷"驾到，时尚与年龄无关

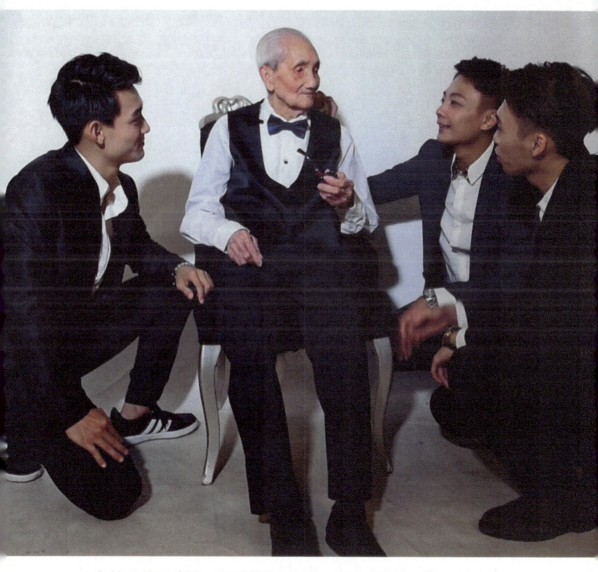

　　坚持晨练身体棒，紧跟潮流保年轻，子女孝顺享天伦，这也许就是李爷爷保持青春、缔造长寿神话的最强砝码吧。李爷爷带着他的青春宝典，继续演绎着他的健康时尚新生活。

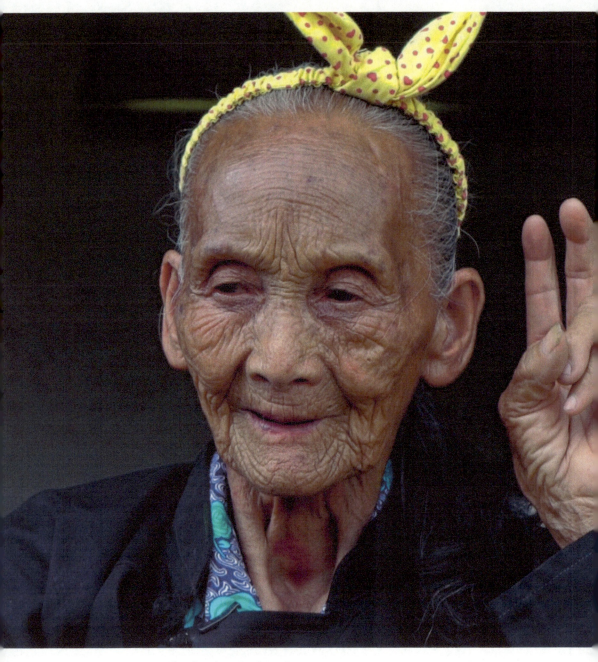

草木灰水护发师

黄爱芳，1914年生，家住百色市德保县巴头乡多燕屯。黄爱芳奶奶长发及腰，不仅柔软顺滑，还有不少黑发，年过百岁仍不停下追求美的脚步，她的百年纯天然洗护套装是草木灰加油茶果仁。

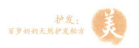

护发：
百岁奶奶天然护发秘方

马晨珂

"第一批90后还没脱单，就已经开始脱发了。"这虽然是90后的自嘲，也反映了当下年轻人对头发护理的迫切心情。然而，在广西德保和博白，有两位百岁奶奶，还有着不少黑发。我们忍不住要去探寻她们的护发秘方。

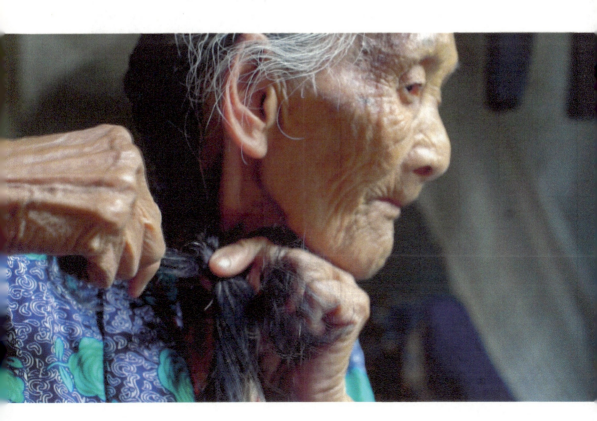

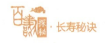 ·长寿秘诀

"奶奶的头发比我们的好多了,没有分叉的。"和我们一起来探访黄奶奶的同学们,看见她的头发,都忍不住羡慕了起来,"我们的头发枯黄分叉的好多。"

我们不禁好奇,黄奶奶到底用了什么护发产品,才能让头发保持这样浓密还没有分叉的呢?黄奶奶大方地向我们分享了自己那来自大自然的百年纯天然洗护套装。

"把草木灰放在水里泡,会出黄色的水,然后拿来洗头。"黄奶奶告诉我们。

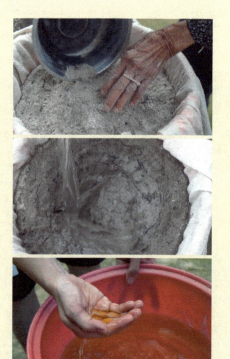

● 将毛巾垫入塑料筐内,盛入草木灰,再浇清水,待水全部渗透下去。

● 再倒一次水,待水全部渗透下去。两次渗水之间不能搅拌,否则水和草木灰会凝结成球。

● 随着草木灰被水充分浸湿,便开始有水滴下,水呈淡黄色,这就是天然的洗发水。

黄奶奶说,草木灰水有一定的碱性,在使用过程中一定要进行稀释,要不会造成刺激的。

正当我们要尝试草木灰水洗发时,黄奶奶又拿出了一个神秘的布包,并挤压出了泡泡:"用草木灰水洗干净后,再用这个洗更顺滑。"原来这就是黄奶奶的"护发素"——油茶果仁。

● 先用草木灰水把头发洗净。

● 将油茶果去壳,果仁放入石臼碾碎。

● 用粗布包好油茶果仁末,在洗发时挤出油分形成泡沫,在头上揉搓一会,然后冲洗干净。

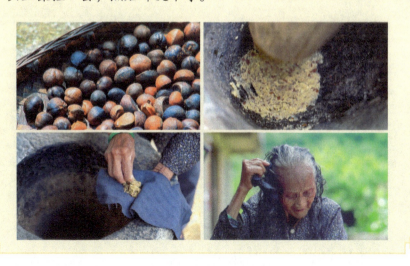

草木灰中含有碳酸钾,溶于水后呈碱性,可与油脂类反应,类似活性炭,有吸附污物的功效,可退油去污。油茶果富含不饱和脂肪酸,有"美容酸"之称,能使头发乌黑发亮。"洗完头发比用洗发露还要滑,"有幸跟着黄奶奶体验了这神奇的洗护套装的邻居说,"如果我坚持用这个洗头发,没准到100年后我的头发也不会变成白头发。"

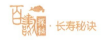

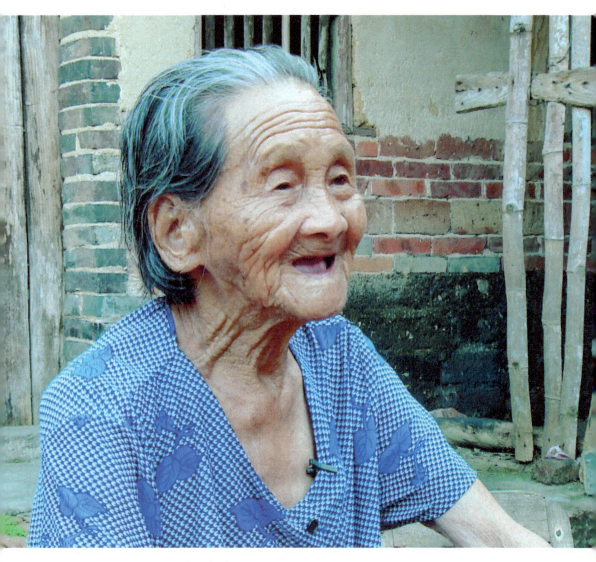

茶麸护发师

江英,1918年生,家住玉林市博白县文地镇山文村。江英奶奶至今仍有不少黑发,用茶麸煮水洗头就是她的百年乌发秘方。

护发：
百岁奶奶天然护发秘方

"江奶奶都不怎么掉头发。很多80多岁的老人头发已经白完了，她的还没白完。"说起江奶奶还有着不少黑发，村里的年轻人都啧啧称奇。

来到江奶奶家里，她很热心地教我们如何用茶麸煮水洗头，还跟我们说："洗了好啊，洗了滑滑的，很干净，又不痒，还不长头屑。"

● 将茶麸弄成碎末状，用毛巾包裹。

● 倒入热水浸泡片刻，待水变橙黄时即可洗头。

● 茶麸中含有茶皂素、蛋白质、天然茶油等，长期使用有止屑、止痒、去油、杀菌、修复受损发质等功效。

活到老，美到老。因着百年护法秘方的滋润，黄奶奶和江奶奶得以在百岁之年依然拥有一头秀发。

107

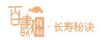

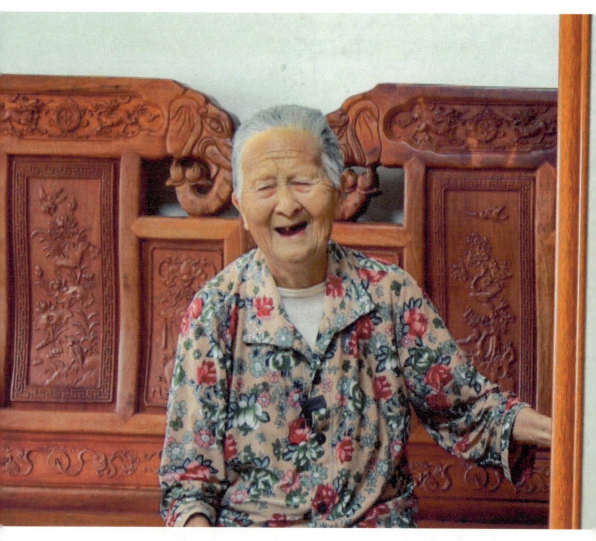

绞面美容师

龙秀月,壮族,1915年出生,祖籍崇左市天等县,现居南宁。龙奶奶从16岁起就保持着"绞面"的习惯,凭借这种古老的美容术,龙奶奶过百高龄依旧皮肤光洁有弹性。

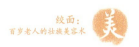

绞面：
百岁老人的壮族美容术

莫耀瑛

壮族妇女有一种代代相传的美容术，特别是女子出嫁前，必须由长辈用细绳帮忙绞面，把脸上汗毛拔除干净方能出嫁。

从及笄之年开始，龙奶奶每个月雷打不动地保持着一个习惯，就是"绞面"，又称"开面""开脸"。

当被问到为什么肤色这么好时，龙奶奶告诉我们，壮族有句老话叫"要想面色好，吃好不如用线绞"。年轻时，都是女孩子们互相帮忙，你帮我绞，我帮你绞。

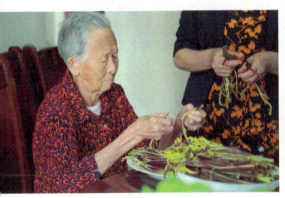
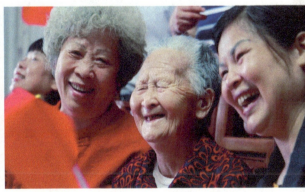

" 不做不好看，自己也觉得不舒服，做了就觉得舒服了。"

——龙秀月奶奶

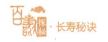

- 先在脸上涂一层粉,把绳子挽成"8"字活结,一端咬在嘴里,一端牵在手上。

- 将细绳贴在脸上,一开一合,就能把汗毛快速拔除。

- 从额头到下巴,最后再处理鬓角和眉毛,每个地方的汗毛都要仔细拔除干净。

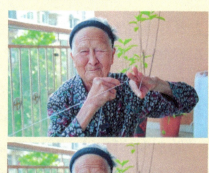
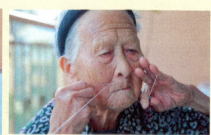
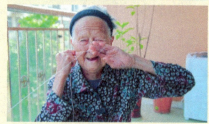
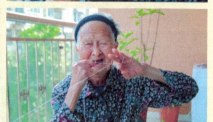

绞面的养生原理:

绞面后,能使面部皮肤细腻光滑,之后重生的汗毛会较细,还能刺激毛囊,令毛囊收缩,促进面部血液循环,使得面色红润。

绞面：
百岁老人的壮族美容术

龙奶奶说："以前男人都是用刀来刮胡子，女人就是用线来绞汗毛。"

年过百岁的龙奶奶至今仍像年轻姑娘一样爱美，坚持每月开脸，把自己打理得干干净净、清清爽爽。爱美爱生活，保持愉悦的心情，就是龙奶奶的养生之道。

龙奶奶之所以面色红润，不仅得益于"绞面"这种古老的美容术，更得益于她良好的心态。爱美，已经成了龙奶奶的一种生活态度。

"她的长寿，我觉得跟她爱美有着很大的关系。因为一个人把自己打理好了，心情就好了；心情愉悦嘛，身体就会更加健康。"龙奶奶的家人如是说。

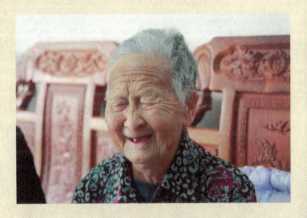

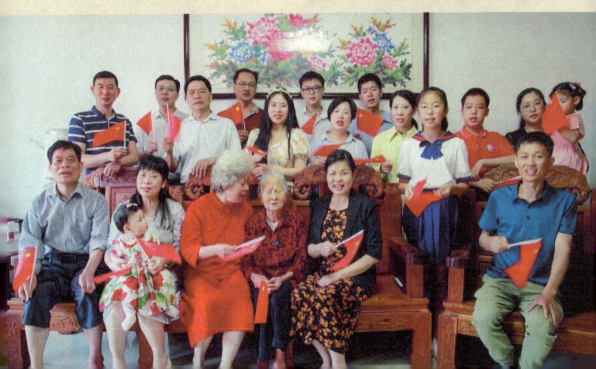

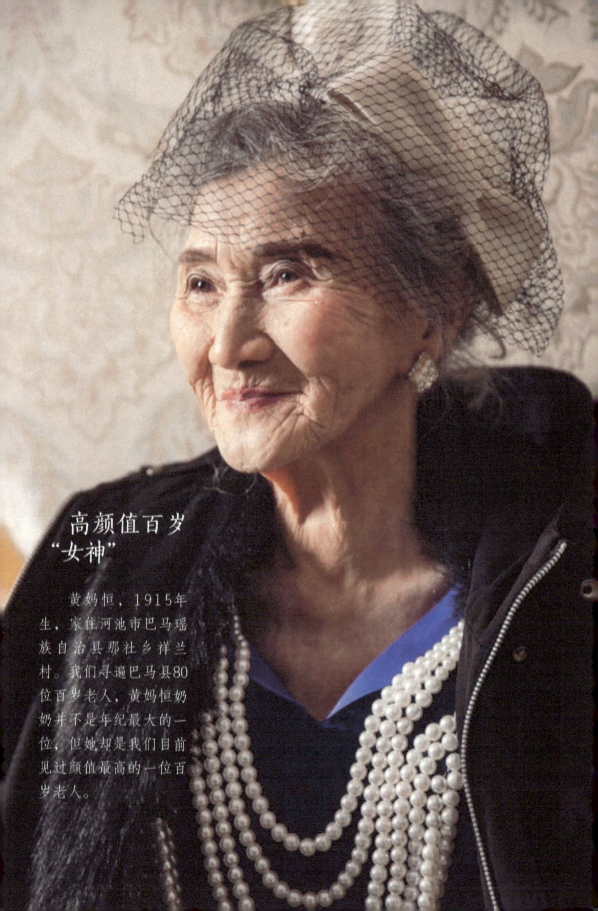

高颜值百岁"女神"

黄妈恒，1915年生，家住河池市巴马瑶族自治县那社乡祥兰村。我们寻遍巴马县80位百岁老人，黄妈恒奶奶并不是年纪最大的一位，但她却是我们目前见过颜值最高的一位百岁老人。

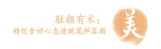

驻颜有术:
精饮食好心态造就花样容颜

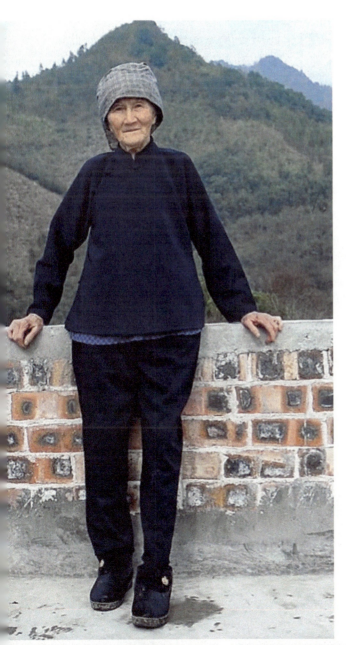

气质优雅、皮肤光滑、健康乐活——很难让人相信我们眼前所见的这位老奶奶已经过百岁了。虽已过期颐之年,但黄奶奶依然面色红润,肤质细腻,是当地有名的百岁美女。

历经百年风雨人生,黄奶奶在保养方面有一套自己独特的方法。

"她是个美人,身体也健康,没人可以和她比。""现在跟那些年轻人站在一起,她都还那么漂亮,以前肯定是个大美女!"说起黄奶奶,亲戚朋友都对她的美赞不绝口。

113

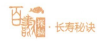

都说女人美容觉要睡饱,黄奶奶保持美丽的第一个秘诀就是每天晚上10点就睡觉,第二天早上10点才起床,然后开始精心梳洗打扮。最让我们惊讶的是,黄奶奶还坚持每天擦护肤品。"擦这个对皮肤好,擦了脸不干燥,不痒不起皮!"会保养的黄奶奶向我们介绍起护肤品的好处来。

梳妆打扮好之后,黄奶奶带我们来到了河边,她竟然要下河捞虾。当时正值寒冬,室外温度只有5摄氏度,河水冰凉,能抗如此严寒,看来黄奶奶的身体比很多年轻人都要好得多!黄奶奶动作利落地把网撒下河里,捞虾网的木柄有手腕粗,一人多高,可是她抡起来却毫不费力,不一会儿就有了收获。黄奶奶把捞到的虾拿去喂了鸡,原来这是她百年养生的养鸡秘方,用虾米喂鸡可以让鸡肉更加鲜美,营养价值更高。

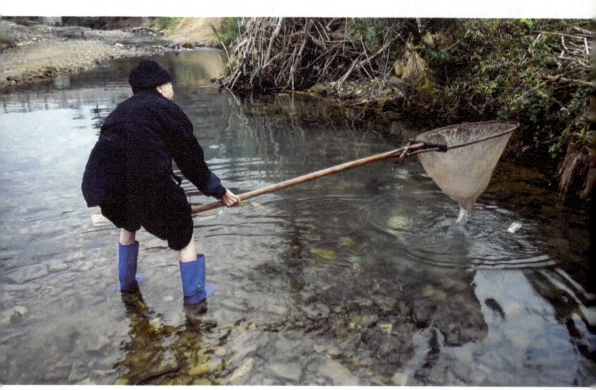

驻颜有术：
精饮食好心态造就花样容颜

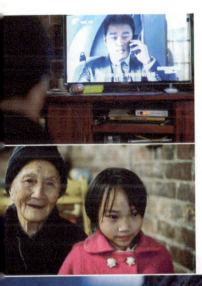

常年居住在巴马优越的自然环境中，吃着自己养的鸡，健康的食材和均衡的饮食，让黄奶奶活得健康又年轻，这是她保持美丽的第二个秘诀。

都说相由心生，境随心转，黄奶奶保持美丽的第三个秘诀就是保持一颗少女心，每天饭后就是她雷打不动的追剧时间。问起黄奶奶最喜欢哪个演员，她说最喜欢看张艺兴的电视剧，说这话时她笑得合不拢嘴，十足的"迷妹"。

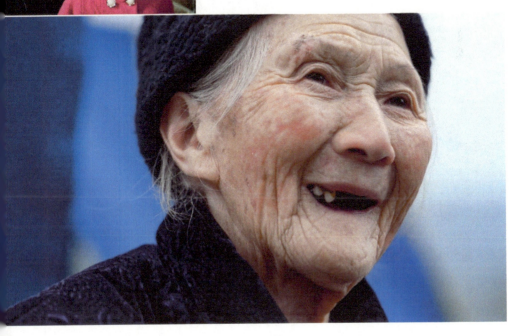

115

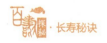

　　我们跟黄奶奶来到巴马县城。吃完晚饭，黄奶奶按捺不住要到广场看热闹。广场上跳广场舞的人很多，黄奶奶也呼之欲试，开心地加入了舞群，跟随着《小苹果》的音乐手舞足蹈起来。

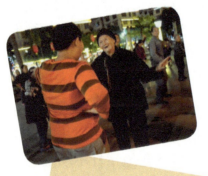
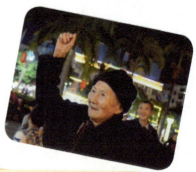

- 乐观开朗性格好，每天睡好心态好。
- 健康饮食肠胃好，营养均衡荤素搭。
- 多劳动，闲不住，身体状态自然好。
- 勇于尝试新鲜物，心态年轻享人生。

　　无论是生活中还是镜头前，黄奶奶总是保持着从容乐观的心态，百来年的时间仿佛没有在她身上留下太多岁月的痕迹。岁月给黄奶奶增加年龄，她报以岁月优雅，永远保持一颗少女心，才能乐享百岁人生！

驻颜有术：
精饮食好心态造就花样容颜

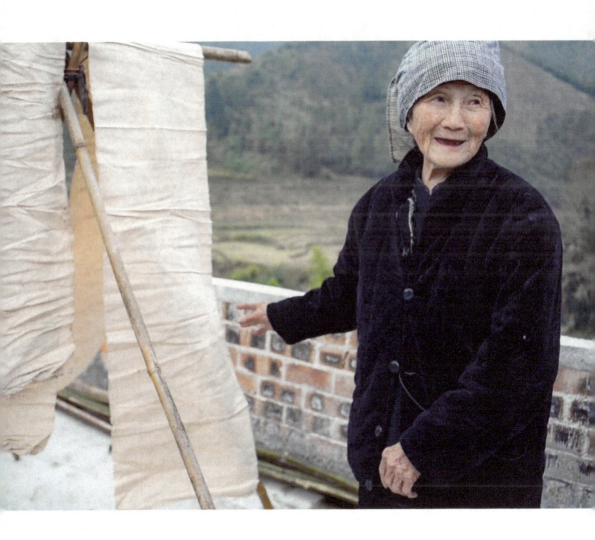

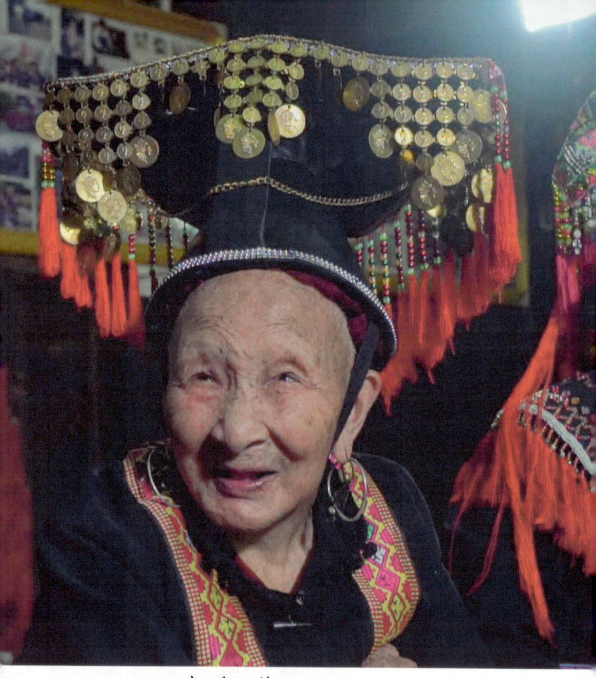

百年瑶浴传人

　　黄兰英，瑶族，1913年生，家住桂林市龙胜各族自治县和平乡大柳村。黄兰英奶奶是瑶浴传人，她用自己祖传的手艺滋养了一代代瑶族子孙。

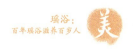

瑶浴：
百年瑶浴滋养百岁人

胡璇玥

  大柳村离龙胜著名的旅游胜地龙脊梯田不远，依山傍水，风景优美。黄奶奶家是典型的瑶族吊脚楼，建在半山腰上，下边是涓涓溪水，背靠青山，山水怡人，让我们眼前一亮。

  黄奶奶是这龙脊上赫赫有名的瑶浴传人，8岁嫁到大柳村做了童养媳，便跟着家里的长辈学医识药。她90多岁的时候还独自上山采药，到深山老林里，有时一去就是三四天。采回来的草药她还要分类、翻晒、加工保存，制作工序非常复杂。黄奶奶独门的药浴里就有金银花、大艾草、狗卵藤、百解等72味草药，她自己也洗了近百年，用过的人都赞不绝口，经常有人慕名前往她家里讨些药材。

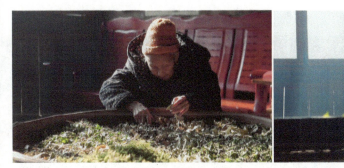 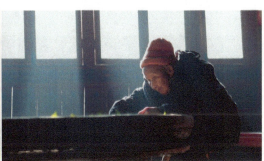

  ❝这瑶浴我都洗了一百多年了，你说好不好？！❞

——黄兰英奶奶

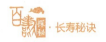

"我从小就和爷爷一起上山采药,这山里哪里有什么草药我闭着眼睛都能知道,"黄奶奶回忆道,"这瑶浴泡好了可以延年益寿的。"

这百年流传下来的瑶浴方子,滋养了黄奶奶一族数百年。这神奇的瑶浴让黄奶奶在百岁之际依然脸色红润、皮肤光滑细腻,让我们惊叹不已。

- 金银花:性甘寒,气芳香,既能宣散风热,还能清解血毒,用于身热、发疹、发斑、热毒疮痈等症均效果显著。

- 大艾草:散寒止痛,温经止血,可用于小腹冷痛、经寒不调、宫冷不孕、吐血、经多崩漏等。

- 狗卵藤:能祛风、化痰、催吐、散瘀,治风湿腰痛、胃痛、毒蛇咬伤等,但药用稍过量则易中毒。

- 百解:清热解毒,祛风止痛,利水通淋,主治风热感冒、咳嗽、咽喉肿痛、白喉、风火牙痛、肠炎等。

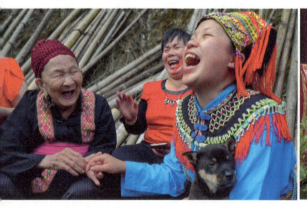
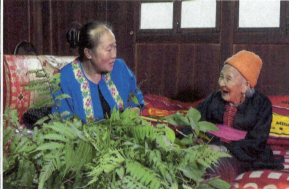

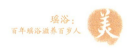

小孙女从小跟着黄奶奶上山采药,黄奶奶便将这百年识药、捡药、制药的手艺,以及72味草药的秘方也传给了她。

"采药很讲究,奶奶告诉我一定要留根,不然我们这代采完了,下一代想要就没有了。"孙女说,"采摘一副完整的药材至少需要三天时间,经过采摘、清洗、碾斩、晒干,一个流程下来足足需要十天。不仅我家里人用,连山外面的人都慕名前来。不仅平时能泡,若是刚生完孩子的妇女泡更好,排毒养颜。"

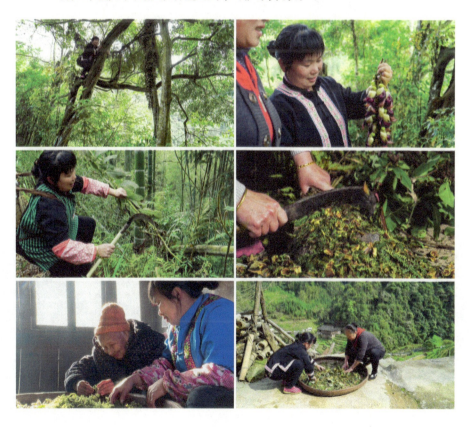

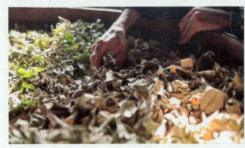
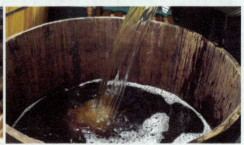

- 将72味草药放入大锅中,加水烧开后温火煮20分钟,然后凉至40度左右,先泡脚,再泡浴,注意高血压和醉酒后不能泡浴。

- 瑶浴有舒经活血、祛湿排毒、美容养颜、消除疲劳等功效。

- 生完孩子的妇女在坐月子的时候泡瑶浴不能加冷水,先用80度水的热气熏蒸至40度再泡澡。

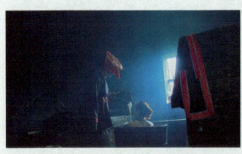
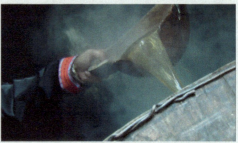

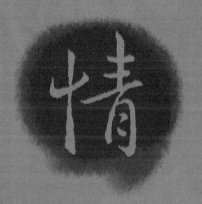

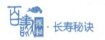

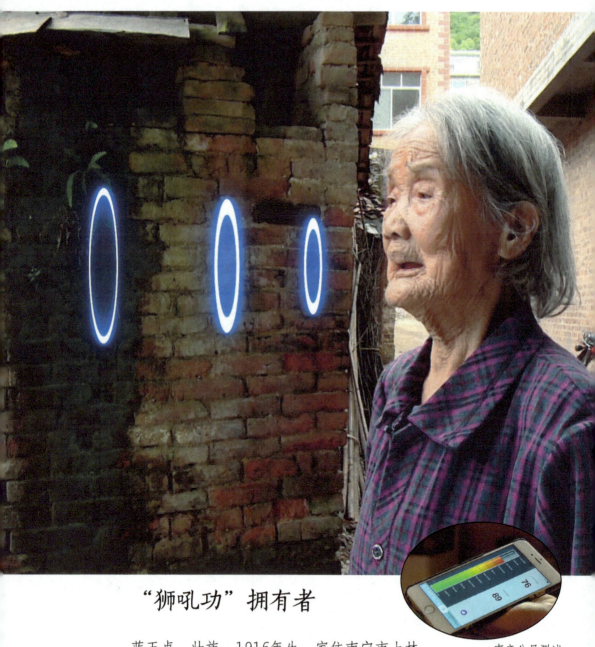

声音分贝测试

"狮吼功"拥有者

蓝玉贞,壮族,1916年生,家住南宁市上林县塘红乡石门村。蓝玉贞奶奶是村里出了名的大嗓门,而且这门"狮吼功"她已经练了60多年。

"狮吼功"：
一声嘶吼，情真意切

邓丹阳　周金兰

在我们的固有印象里，南方女子说话总是温声细语的，即便不是，也不会是大嗓门，除了天生的以外。可蓝奶奶的"狮吼功"并不是天生就有，而是后天习得。

一进村，还未见到蓝奶奶本人，便听见一声吼，村民告诉我们，这个声音的主人就是我们要找的蓝奶奶。年过百岁还能有如此雄浑的声音，可见其必是"功力深厚"。寻着声音，我们找到了蓝奶奶，她正在用她的大嗓门跟一个人说话。

见到我们，蓝奶奶继续热情地用她的大嗓门跟我们打招呼。蓝奶奶告诉我们，旁边这个是她的小儿子，他一出生就失聪失语，无法用语言跟蓝奶奶交流，所以蓝奶奶从那时起便开始用大嗓门跟儿子说话，即使儿子听不到。

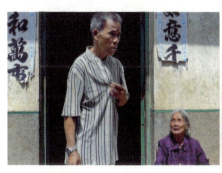
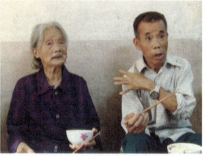

蓝奶奶的儿子年逾花甲,母子两人60多年相依相伴,建立起了特殊的默契,一个眼神、一个动作就已知道对方要表达的意思。儿子从来没有学过手语,所以蓝奶奶和儿子的交流总是要大声说话,再加上比划,儿子马上就能明白她的意思。这大声说话一说就是60多年,蓝奶奶也就练成了独门"狮吼功"。

虽不能言语,儿子也知道蓝奶奶为自己付出了许多,一直默默地用行动去报答母亲的付出。知道蓝奶奶的腿脚不舒服,儿子便悄悄为她买了一个脚部按摩器。待蓝奶奶一坐下,儿子便拿出按摩器给母亲做一个按摩,让辛苦了一天的母亲能有片刻的放松。

慈母爱,爱幼雏,无论孩子年纪多大,在母亲眼里,他们永远都需要呵护。而年近七十的儿子,依然有百岁母亲的关心和照顾,这样福气满满的人生,亦是让人羡慕。

哪个女子不想温声细语,"河东狮吼"是被逼无奈,这一声声"狮吼"里包含的是一份沉甸甸的母爱。

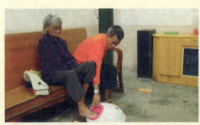
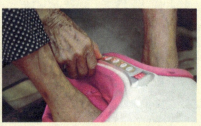

"狮吼功"：
一声嘶吼，情真意切

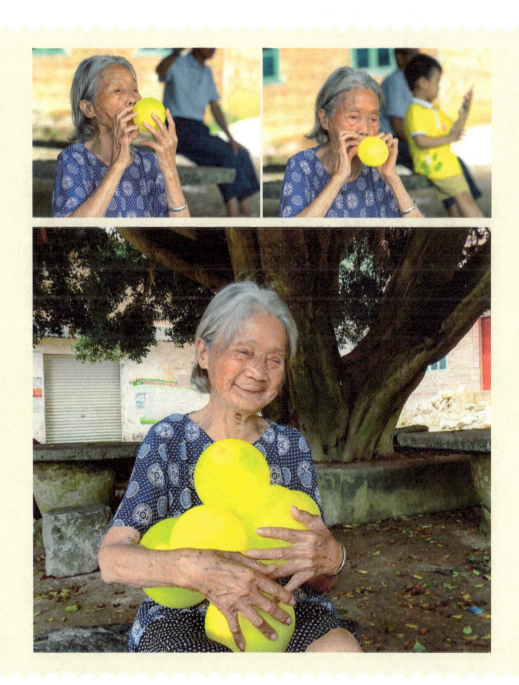

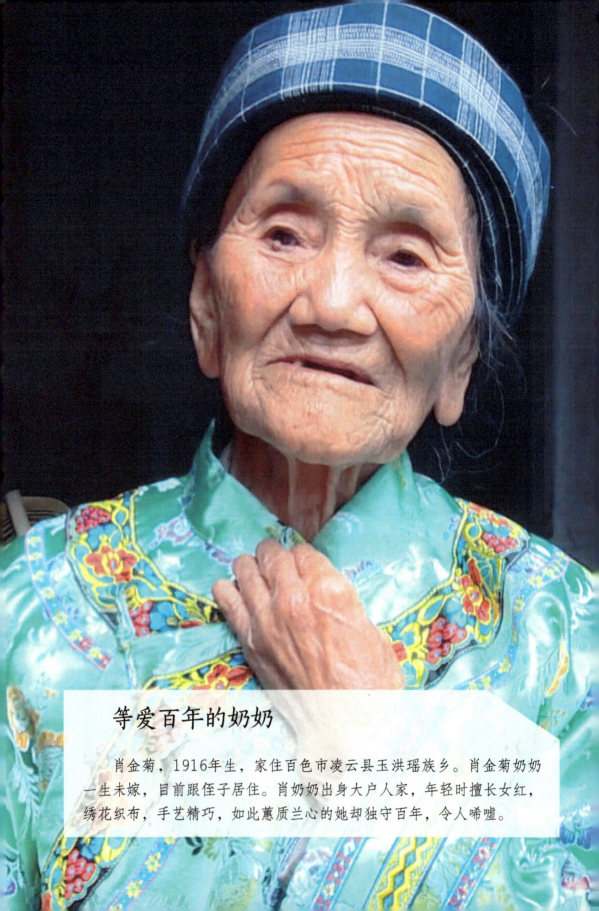

等爱百年的奶奶

  肖金菊,1916年生,家住百色市凌云县玉洪瑶族乡。肖金菊奶奶一生未嫁,目前跟侄子居住。肖奶奶出身大户人家,年轻时擅长女红,绣花织布,手艺精巧,如此蕙质兰心的她却独守百年,令人唏嘘。

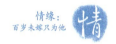

情缘：

百岁未嫁只为他

莫耀瑛

　　我们从凌云县城出发，开了两个小时的车，绕过层层叠叠的山峰，终于在一个幽静的小山村里见到了肖奶奶。初见肖奶奶，她身着灰色的衣裳，拄着拐棍，正坐在家门口晒太阳，面容宁静慈祥，皮肤光洁细腻，眼神清澈，竟还有几分少女天真的神采。

　　家里人少，只有70多岁的侄子和侄媳妇照顾肖奶奶的起居，虽是姑侄，感情却亲若母子。肖奶奶一生不曾生育，侄子家的儿孙都把肖奶奶当作至亲，悉心侍奉。

　　肖奶奶当年也是出身大户人家的小姐，大门不出二门不迈，平日里只是绣花扑蝶。直到有一天，一个外来的军官打破了她平静的生活，仿若在她心湖中丢进了一颗石子，泛起了一圈圈的涟漪。

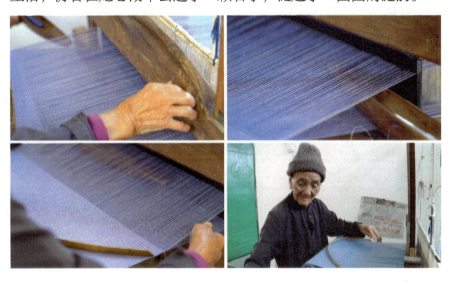

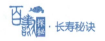

肖奶奶告诉我们,那是一个操着白话(粤语)口音的军官,丰神俊朗,高高大大的个子,一下子就吸引了她的注意。

"那时候他经常来我家里找我父亲,我就见着他了。他对我很好,对我的小妹妹也很好,他还会带着我妹妹去街上玩,给她买好吃的。""他还教我写字,说我以后认得字了可以给他写信。"肖奶奶沉浸在回忆里。

一来二往,两人也生了情愫。多年过去,肖奶奶还依旧记得心上人的名字,说起他时,脸上浮起了几分的羞涩和甜蜜。肖奶奶说,那个军官叫"苏主练(音译)",从外地调来这里训练民兵。

肖奶奶的母亲当年反对的缘由我们不得而知,可惜一对璧人情深缘浅。不久之后,民兵训练结束,那个军官也随着部队离开了,从此山水相隔,杳无音信。那个年代没有电话,肖奶奶又不识字,无法书信往来,所有的联系戛然而止。

守着思念,肖奶奶一生未嫁。说起往事,肖奶奶有些伤感。侄子说,他也是第一次听姑妈说起这段过往。

肖奶奶黯然道:"后来再也没有见过他,不知道他去哪里了。"我们忍不住问了一句:"你想不想他?"肖奶奶却很快释然了:"不想了,他应该已经死了。……可能已经死了吧,见不到了吧……"

情缘：
百岁未嫁只为他

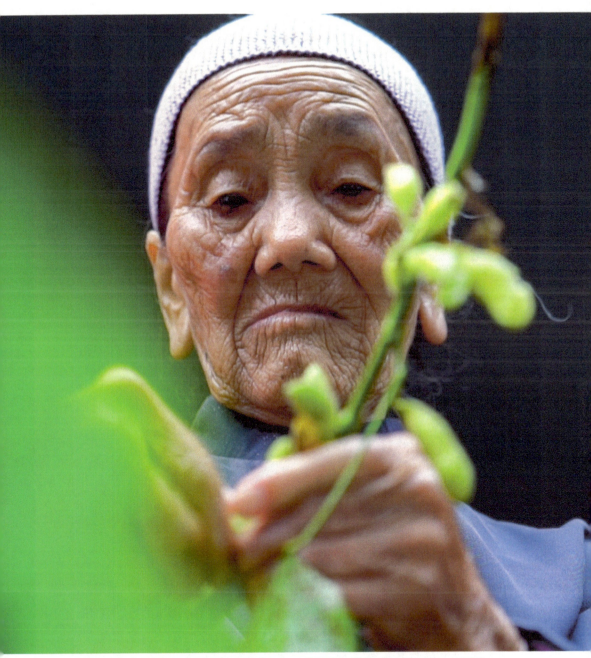

"他当时来提亲，我母亲不答应，后来我就没有嫁人了。如果当时我母亲答应，我早就嫁给他了。"

——肖金菊奶奶

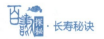
长寿秘诀

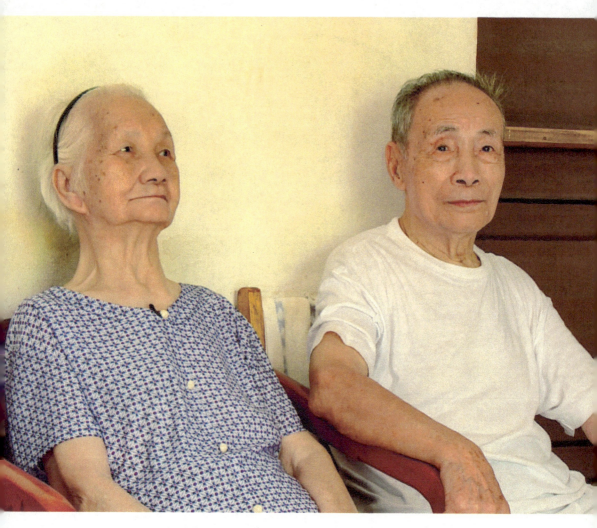

百岁恩爱夫妻

　　丈夫陈剑华，1914年生；妻子碧云芝，1919年生，家住桂林市区。陈剑华爷爷是个闲不住的"运动达人"，家里的椅子、门梁都是他每天健身不可或缺的健身器材，而他之所以在如此高龄还在坚持运动，是为了他深爱的妻子碧云芝奶奶。

爱情：
相依相伴，痴情百年

邓丹阳

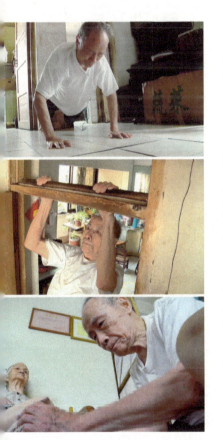

我们到了陈剑华爷爷家中，发现老人家里的门梁上有两处黑色的印记，陈爷爷说这是他练习引体向上动作时磨出的痕迹。

陈爷爷的妻子碧云芝奶奶年轻时是桂剧圈里的名伶。陈爷爷年轻的时候，跑到戏院看了一场碧奶奶演的桂剧，便对当时年仅16岁的碧奶奶一见钟情，从此80多年的风雨相守，一直不离不弃。

碧奶奶前几年因为患病，身体已不能动弹，神智也不太清醒，连与家人的交流都非常困难。陈爷爷每天必进行健身锻炼，都是为了让自己能有健康的身体，才能照顾好患病的碧奶奶。每天晚上陈爷爷都要给碧奶奶翻身，背着她上卫生间。

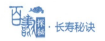

我们问陈爷爷,为什么不让孩子们照顾,或者请一个保姆。陈爷爷说,别人都没有自己懂碧奶奶,自己才是最懂她的。担心别人照顾不好碧奶奶,这么多年来,酷爱健身的陈爷爷便一直坚持在家里健身。

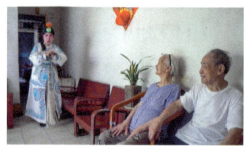

为了唤醒碧奶奶的记忆,陈爷爷委托我们请来了桂剧表演老师,再唱碧奶奶当年的成名曲。听到门外熟悉的二胡、鼓点节奏,碧奶奶睁大了眼睛,在寻找声音的来源。当桂剧表演老师穿上碧奶奶当年穿的同款戏服出现在她面前时,碧奶奶嘴角露出了笑容。

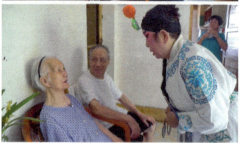

听到熟悉的唱段,久未开口的碧奶奶,居然跟着轻轻哼唱了起来。她的双手微微抬起,一定是还能记得当年舞台上的身段唱姿。听到碧奶奶久违的哪怕只是细微的声音,看到碧奶奶只是微微抬起的手臂,我们不禁感到动容。

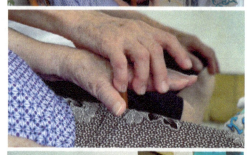

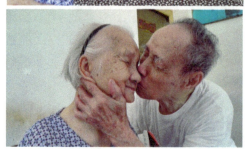

爱情：
相依相伴，痴情百年

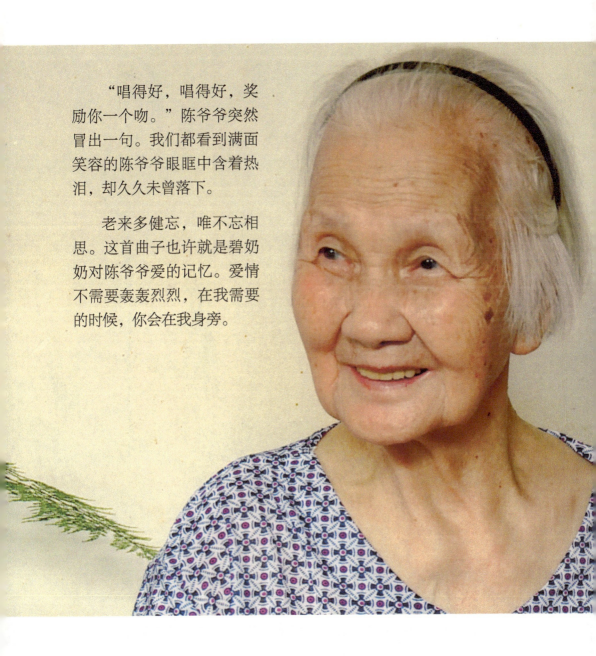

"唱得好，唱得好，奖励你一个吻。"陈爷爷突然冒出一句。我们都看到满面笑容的陈爷爷眼眶中含着热泪，却久久未曾落下。

老来多健忘，唯不忘相思。这首曲子也许就是碧奶奶对陈爷爷爱的记忆。爱情不需要轰轰烈烈，在我需要的时候，你会在我身旁。

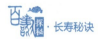 · 长寿秘诀

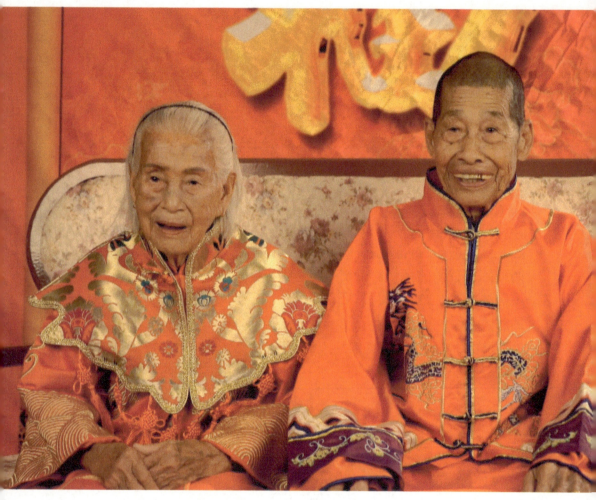

百岁恩爱夫妻

丈夫董茂瑞，1915年生；妻子黎凤英，1919年生，家住贺州市钟山县。董茂瑞爷爷现今仍拥有一头乌黑的头发，背也不驼，身子很是硬朗。妻子黎凤英虽已满头银发，背部佝偻，却依旧很精干地操持家务。

恩爱：
一张迟到的结婚证

胡璇玥

　　董爷爷和黎奶奶是一对恩爱夫妻。年轻的时候，由于家庭条件比较差，董爷爷一直奔波在外，做着布匹生意，常年往返于柳州与贺州之间，而黎奶奶就留在家里照顾老人与小孩。他们一直过着男主外、女主内的传统生活，相伴八十余载，真正做到了"执子之手，与子偕老"。

　　黎奶奶回忆说："他每次要是出远门，我都很担心，都要准备很多干粮给他，然后算着日子，到村口等他回来。"

　　"每次我外出进货都要十天半个月，多亏了她在家里，我才能放心走那么远。"董爷爷说。

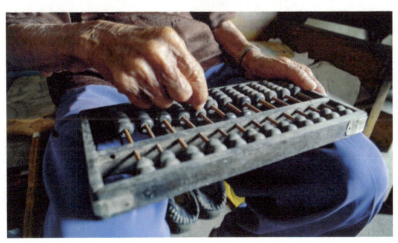

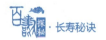

　　董爷爷当年把黎奶奶娶进家门，没有举行隆重的仪式，甚至没有一张正式的婚书。但是，董爷爷和黎奶奶却用真真切切的行动，相依相伴走过了八十余载。因此，董爷爷一直惦记着要弥补这百年来的一个最大的遗憾，带黎奶奶去民政局补办一张结婚证。最终，在家人与我们的见证下，他们领到了结婚证，拍了婚纱照，我们成了他们百年幸福的见证者。

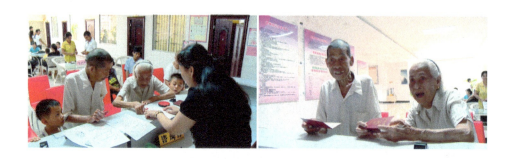

　　黎奶奶说，董爷爷脾气好，从没骂过她，两人心平气和地相处，一辈子没红过脸，也没吵过架。

> "我们从来不吵架，也不打架，有什么我都尽量让着她。"
> ——董茂瑞爷爷

> "他有时候做得不好，我也会生气，但是我知道两个人不能吵架。感情好就是两个人好，吵架有什么好的，吵架多了就没有感情了。"
> ——黎凤英奶奶

少时夫妻老来伴,老两口有着固定的生活作息,每天都坚持做力所能及的事情。黎奶奶烧得一手好菜,董爷爷的胃就这样被"宠爱"了一辈子。

"奶奶她爱吃辣椒,以前餐餐都离不开辣椒,可是现在她做菜从来也不会放辣椒。"董爷爷笑着说。

"那还不是因为他不能吃辣椒。我喜欢吃,可是他不喜欢吃,我不能自私地按照自己的喜好来做菜呀,这样不好的。"黎奶奶解释道。

因为爱,所以迁就,夫妻间需要沟通,更需要互相理解,这也是他们的百年相处之道。

说了"我爱你",不代表会一辈子陪伴;但一辈子的陪伴,就是最深情的"我爱你"。董爷爷用了近百年的时间,来兑现了这句"我爱你"。董爷爷和黎奶奶用最朴实的陪伴,演绎了一段"百年好合"的爱情传奇。

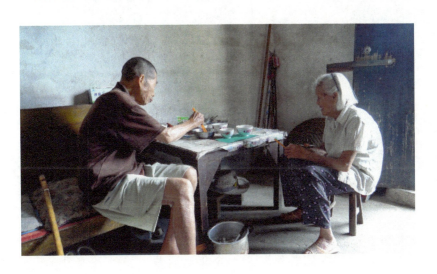

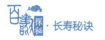
长寿秘诀

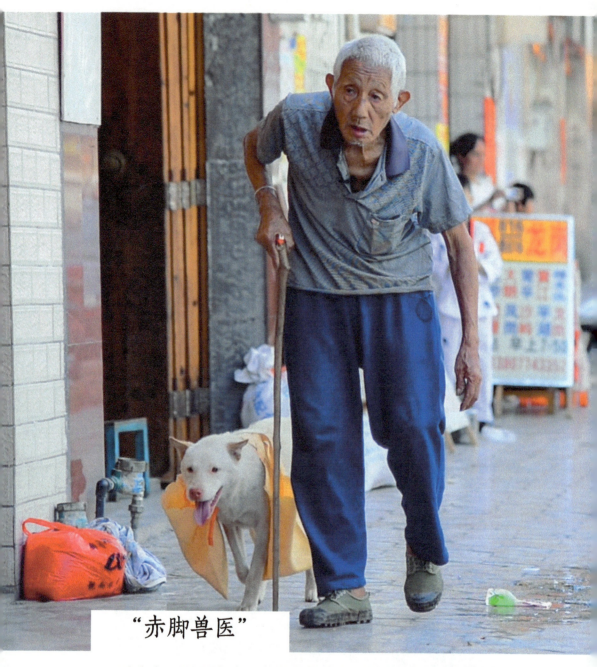

"赤脚兽医"

潘兆文,1915年生,家住岑溪市水汶镇南禄村。潘兆文爷爷是深山里有名的"赤脚兽医",如今年过百岁,身边还有只忠犬阿黄相伴。

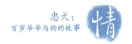

忠犬：
百岁爷爷与狗的故事

蒋婕

在南禄村同样出了一位神奇的百岁老人，他能听懂动物的语言，他是动物的医生，也是动物的朋友。

初见潘爷爷，我们发现他有打赤脚的习惯。无论是踩在40摄氏度的地面，还是踩在江湖人称"地狱地毯"的神物——趾压板上，潘爷爷都如履平地。原来潘爷爷从小就不穿鞋，才有了这双接地气的脚。加上潘爷爷是当地有名的兽医，因此有了"赤脚兽医"的外号。

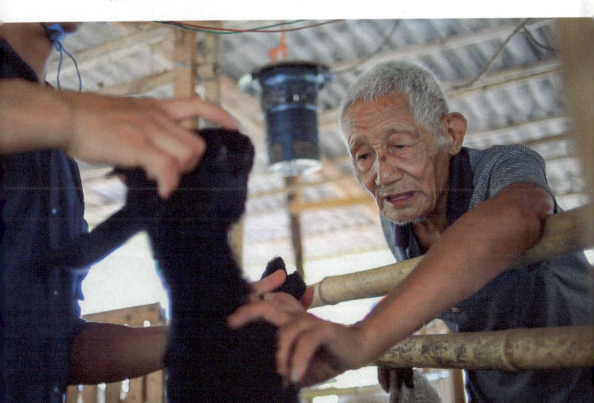

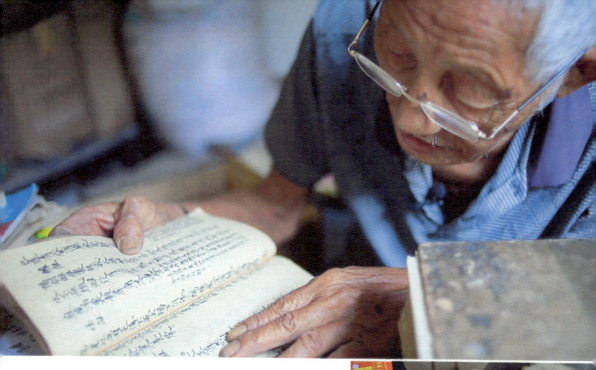

"以前从外地传进来一种病,很多牛都死了,找师傅医治,他基本上全部治好了,救了很多牛。"潘爷爷的徒弟自豪地说起潘爷爷的"救牛光辉事迹"。潘爷爷曾经是县里排名第一的兽医,无数的动物经他之手医治后解除了病痛,恢复健康。

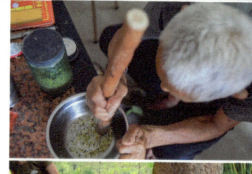

可是年轻时,潘爷爷的家人并不支持他学习兽医专业。"家里人说做兽医没用,你医牛医猪有什么用,医好人才有用。""我自己不愿意做医生的,因为我锄田后手指皮厚,帮别人把脉不准,一把脉不准,你就是拿别人的肚子来玩,一味药就让人丧命。"不顾家人的反对,潘爷爷几乎一生都在致力兽医专业的研究,直到现在他也还是半退休状态。

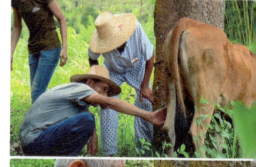

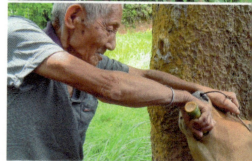

忠犬：
百岁爷爷与狗的故事 情

潘爷爷家里养了十七只鸡和一只狗，在他这里，生态被管理得平衡、和谐。潘爷爷会"啾！啾！啾！"地用鸡语和鸡们套近乎，也会和狗亲密如朋友。

潘爷爷的狗叫"阿黄"，它是潘爷爷的心头肉，一直陪伴在他的左右。潘爷爷常会带着阿黄来到集市，将买好的猪下巴骨放在阿黄背上的袋子里，让阿黄载回家，灵性的阿黄总会乖乖地听潘爷爷的话，他们俩常常成为人群中的焦点。

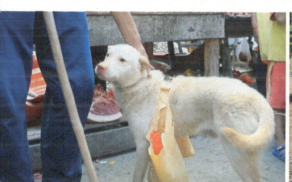
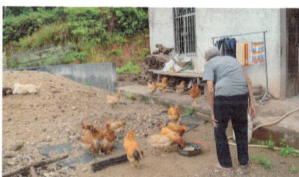
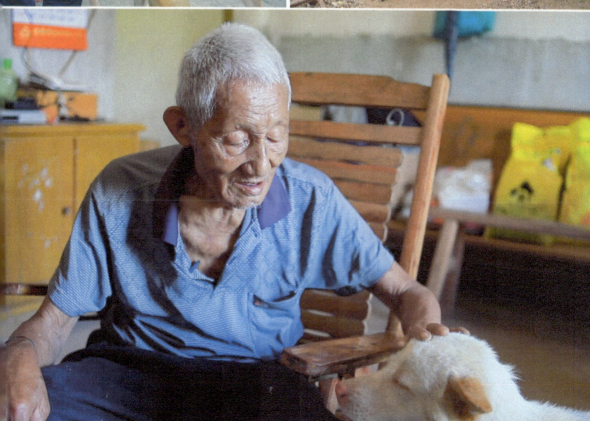

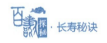

潘爷爷所钟爱的长寿汤就是用猪下巴骨同野菊花、苦地胆、雷公根、羊带归一起小火炖出来的。潘爷爷把吃剩的猪下巴骨头分给阿黄:"辛苦了!跟我去赶集,给你吃这个骨头。你要听话,不听话不给吃。"潘爷爷的话语里充满了对阿黄的宠溺。

"辛苦你了!阿黄,你受伤了,我给你敷一下,听话。"阿黄被刮到受了伤,潘爷爷采来了草药,捣烂敷在阿黄的伤口处。潘爷爷对待阿黄就像对待一个心爱的孩子,或是一个亲密好友。

都说老了得有个伴,我们相信,除了阿黄,这周围的生灵都与潘爷爷相伴着。潘爷爷赋予它们新的生命,自己也从兽医这门专业中获得了新生,这也许就是潘爷爷长寿的奥妙吧。

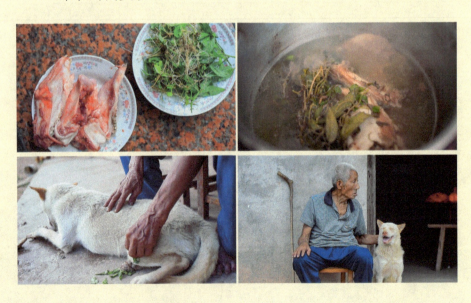

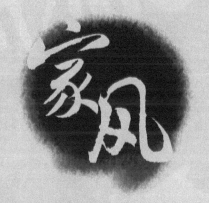

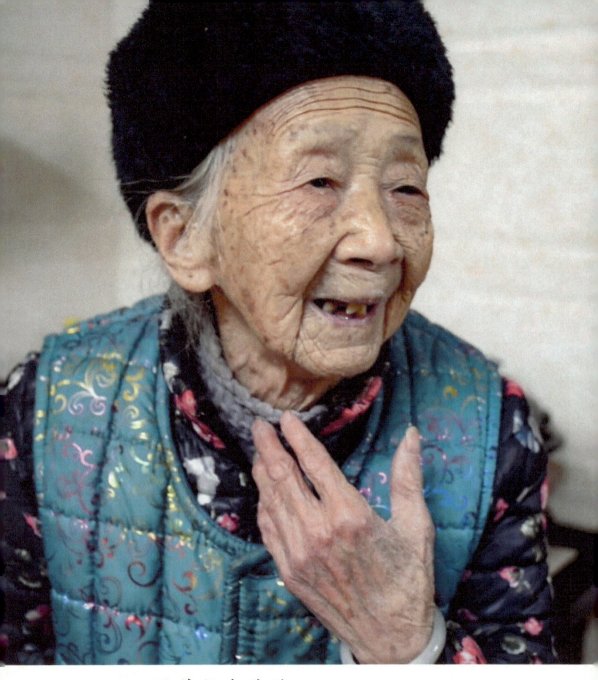

最美长寿裁缝

杨凤群,1901年生,家住柳州市柳北区威奇化工厂宿舍区。杨凤群奶奶曾是社区里唯一的裁缝,用一针一线无私地为厂区里的人们服务。

最美裁缝：

坚持奉献，传递正能量

蒋婕

　　杨奶奶如今四世同堂，拥有一个幸福和睦的大家庭。杨奶奶的大家庭还被评为"全国五好家庭"，她常常教导自己的子孙后代要乐于奉献。

一针一线暖人心

　　杨奶奶是她居住的社区里的长寿明星。每个街坊见到她都忍不住要抱抱她，亲亲她，不仅是因为杨奶奶年过百岁，更因为她曾是社区里唯一的裁缝，用一针一线无私地为厂区里的人们服务。

　　20世纪60年代初期，因为杨奶奶儿子工作调动，他们一家人从扶绥县搬到了现在居住的社区。那时杨奶奶可是社区里唯一的裁缝，哪家人要是有衣服需要缝补都会找她，但是杨奶奶从没有收过一分钱。在那个物资匮乏的年代，作为早期建设柳州的工人家属，杨奶奶也为整个厂区贡献着自己的一份力量。

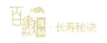

杨奶奶的老朋友说："我觉得她长寿的秘诀就是善良。"杨奶奶是一个会感恩的人,那天她还跟我们唠叨了一些人生的道理："一个人不要凶不要恶,整天很凶恶不好,太凶恶去欺负别人就更不好。别欺负别人,太看低别人不好,抬高自己、看低别人都不好。大家就平平安安地过就好了。"

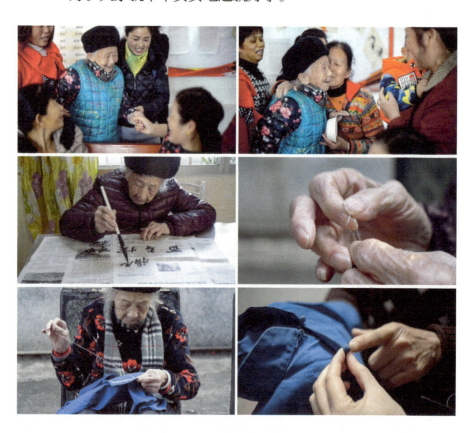

"生姜包头"长寿法

在和杨奶奶几天的接触中,我们发现她总喜欢用一个头巾包住头。杨奶奶很大方地解开包头展示给我们看,包头里居然有几块生姜片。"这些姜可以祛风,防止头疼啊。"杨奶奶说。原来杨奶奶是在用生姜片敷额头,据说这是她自己独特的养生方法。

姜,这种厨房中随处可见的调味品,在杨奶奶这里变成了宝。已经如此高龄的杨奶奶脸上并没有太多老年斑和衰老的痕迹,不知道是不是她长期与生姜为伴的缘故。

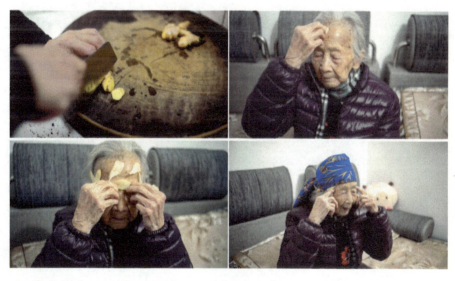

● 姜片敷头,促进血液循环,缓解偏头痛。

● 生姜含有抗氧化成分,有助于延缓衰老,其特殊气味还有一定的安神功效。

每日粗茶淡饭,有着自己独特的保养秘诀,拥有一个幸福和谐的大家庭,在柳州这样青山绿水的城市中,简单乐活的杨奶奶就是长寿最好的榜样。

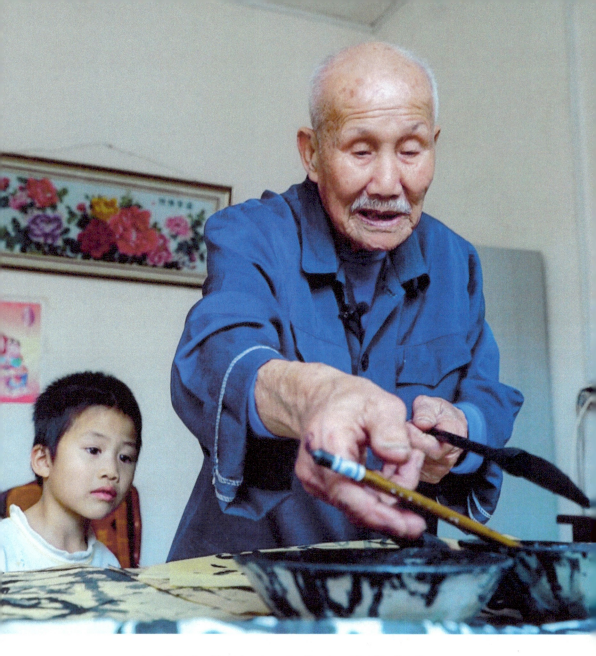

文武兼修的"百岁文艺青年"

吴锡棋,1913年生,家住桂林市恭城瑶族自治县莲花镇。吴锡棋爷爷是当地的长寿名人,能文能武,健康乐活。他每天不仅喜欢阅读和练习书法,还坚持锻炼,在这一静一动中享受着百岁生活。

文武兼修：
"百岁文艺青年"的快乐生活

马晨珂

一下车，前来迎接的吴爷爷就拉着我们的手连连问好。我们感受到吴爷爷的手稳健而有力，跟我们交谈时思路清晰、谈吐幽默，实在让人很难相信他已经年过百岁了。

喜欢阅读，常练书法

俗话说，文武兼修方得人生精髓，吴爷爷正是用行动来诠释这一道理的。吴爷爷是个"书虫"，他把自己的卧室改造成了书房，每天都要有近一个小时的阅读时间。

吴爷爷边翻着书本，边跟我们讲解其中的道理："好比《传家宝》里说的，勤健立身之本，耕读保家之基。我们要把这些讲给子孙听，他们就会有这种想法，这是真的。"吴爷爷就是这样用书本中的道理教育子孙后代。

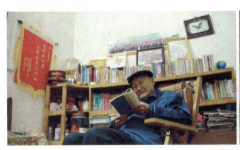
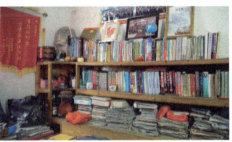

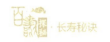

吴爷爷的家人告诉我们,吴爷爷经常教育子女,要勤俭持家,自力更生,而且做人一定要勤奋。有了老爷子的谆谆教诲,吴家的几个孩子都勤勉节约、孝老爱亲。

说起对孩子们的教育,吴爷爷执意要向我们展示吴家的家训,找来了宣纸和毛笔,挥毫写下了四个大字:忠孝为本。吴爷爷动情地对我们说:"忠就是忠于国家,国家有难,赴汤蹈火都要去。孝就是听父母长辈的话,不然外人会笑话说不忠不孝的人要被雷公打哦。"

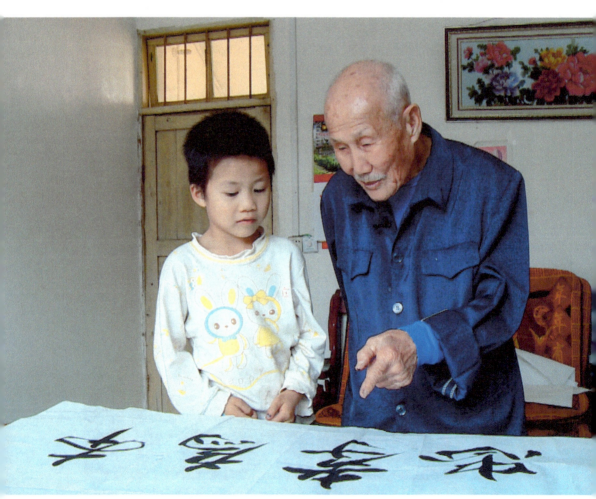

家国情怀，抗战老兵

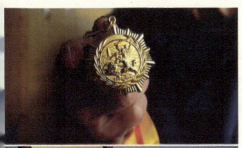

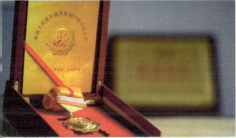

在吴爷爷家我们发现了一枚勋章，那是"抗战胜利70周年纪念章"。原来当年日寇入侵，山河变色，吴爷爷毅然参加广西学生军，在桂林学生军团中作为宣传干事，用歌声和标语来激发起广大人民群众的抗日热情，为抗日宣传做出了不少贡献。

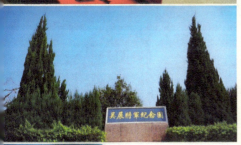

吴爷爷告诉我们，在那个战争的年代，他并不是吴家唯一投身抗日的人，他的叔叔吴展是著名的抗日烈士，于桂林保卫战之中壮烈牺牲。青山有幸埋忠骨，半个世纪过去了，年过百岁的吴爷爷和家人们依然保持着定期祭拜的习惯。在祭拜时吴爷爷对自己的小重孙说："有国才有家！卫国保家，没有国哪有家。"吴爷爷以身作则，践行国之大爱，还将自己这份爱国情怀传递给他人，这更让我们对这位抗战老兵肃然起敬。

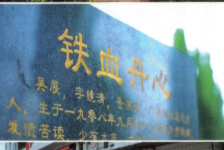

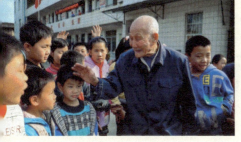

心中常怀国之大爱和感恩之心，并乐于传递，吴爷爷用良好的生活习惯，豁达开朗的心态，为我们重新诠释了长寿的奥义。

生命不息，健身不止

闲谈间我们问起吴爷爷如何保养他的身体，吴爷爷笑着告诉我们，他每天都要进行"暴走"锻炼，要从住地走到隔壁的村庄，我们粗略计算了一下，这一来一回的路程竟有4公里之多。不仅如此，吴爷爷还常通过打拳、踮脚走路等方法强身健体，每天坚持锻炼的习惯他已经保持了近20年。

看着吴爷爷身强体壮、神采奕奕的样子，我们向他讨教健身之法，在问及如何锻炼胸肌时，吴爷爷语出惊人："我用俯卧撑！"这让我们倍感意外。

似乎看出了我们的疑惑，吴爷爷决定向我们展示一下。只见吴爷爷用双手撑住石凳的台面，双腿并拢，两臂微微发力，一起一伏间就完成了俯卧撑的动作。然而吴爷爷并没有做完一个就停下来，而是一口气做了12个之多，这更令我们惊讶了。可吴爷爷似乎并不满意自己现在的成绩，他告诉我们："现在年纪大了做得少了，原来我年轻时一口气能做30多个呢！"

我们除了惊叹于吴爷爷强健的体魄，更为他那股不服老的精神所感动。"生命在于运动，你不运动身体就坏了嘛。尤其你们年轻人，要向我老人家学习喽！"吴爷爷诙谐地和我们开起了玩笑。

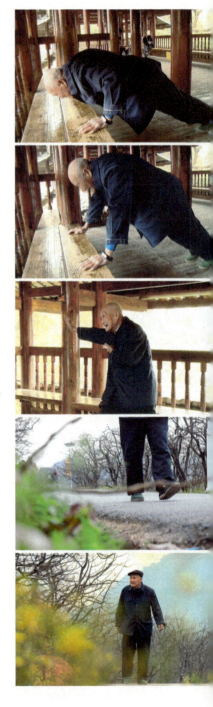

文武兼修：
"百岁文艺青年"的诗画生活

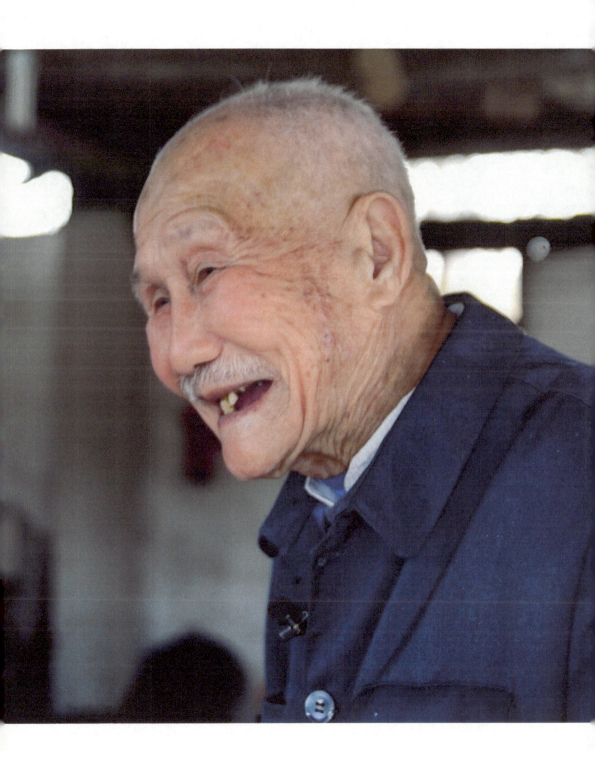

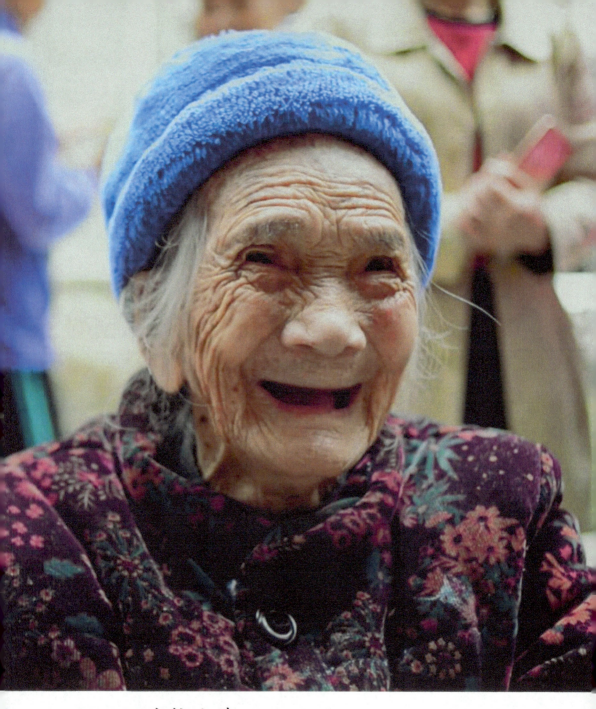

百岁接生婆

黄乜寒,壮族,1914年生,家住河池市巴马瑶族自治县甲篆乡坡月村。黄乜寒奶奶是当地十里八乡有名的接生婆,从20岁开始免费为有需要的孕妇接生,92岁完成了她人生最后一个迎接新生的使命。

接生：
把无数新生带到人世间

胡璇玥

坡月村景色优美，巴马母亲河——盘阳河穿越村中，两岸修竹古木，河边怪石嶙峋，河水澄清碧绿。黄奶奶就居住在这风景秀丽宜人的盘阳河边上。

黄奶奶是有名的接生婆，十里八乡的孩子大多都是她亲手"迎接"而来的。黄奶奶从20岁开始免费为有需要的孕妇接生，只要村民有需要，她必定伸出援手。

"我奶奶是这里有名的接生婆，因为她好事做得太多了。"黄奶奶的孙子说。

以前村里没有医院，交通也不便利，住院就医不方便。所以村里的孕妇生孩子这等大事，都指望着黄奶奶亲自出马。直到黄奶奶92岁的时候，她还亲自接生了一个男婴，终于完成了人生最后一个迎接新生的使命。那个小男婴如今已经健康长大。

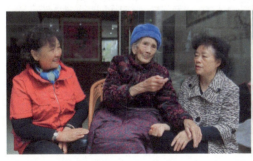
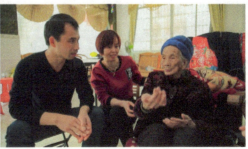

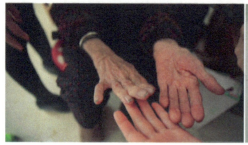
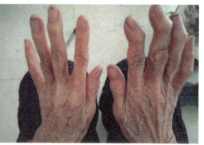

由于长年给孕妇接生，黄奶奶的双手留下了不可抹去的痕迹，手指骨因长期受到压迫而严重变形。我们问黄奶奶后悔吗，黄奶奶立即斩钉截铁地回答道："我不后悔。"

> "吃的是亏，修的是福。要说我的长寿秘诀是什么，那就是多做好事得福报'！"
>
> ——黄乜寒奶奶

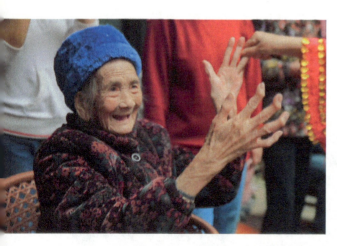

仁和者寿。生命得到了延续，黄奶奶的手指却因此留下了终身残疾。吉人自有天相，黄奶奶也因此得到了福报，得以安享百年。黄奶奶从未因手指骨的变形而沮丧，在她心中，这是上天赐予她生命的勋章，她的手是全村人公认的"最伟大的手"。

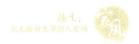
接生：
把无数新生带到人世间

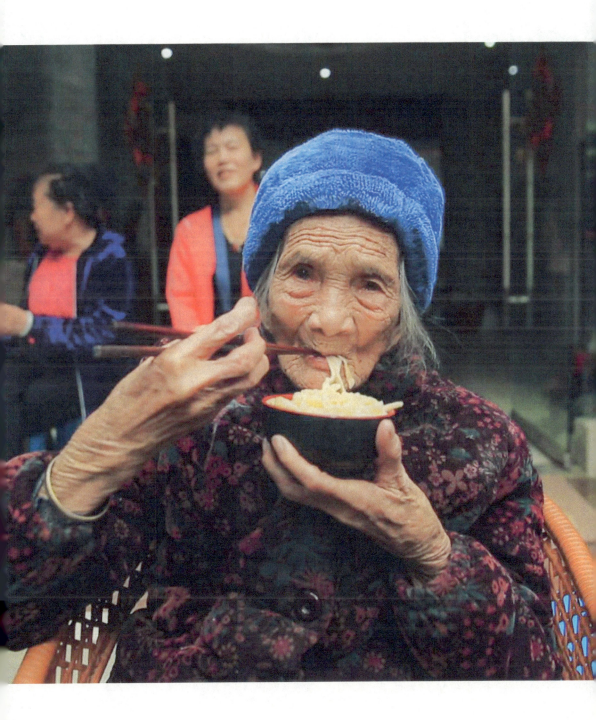

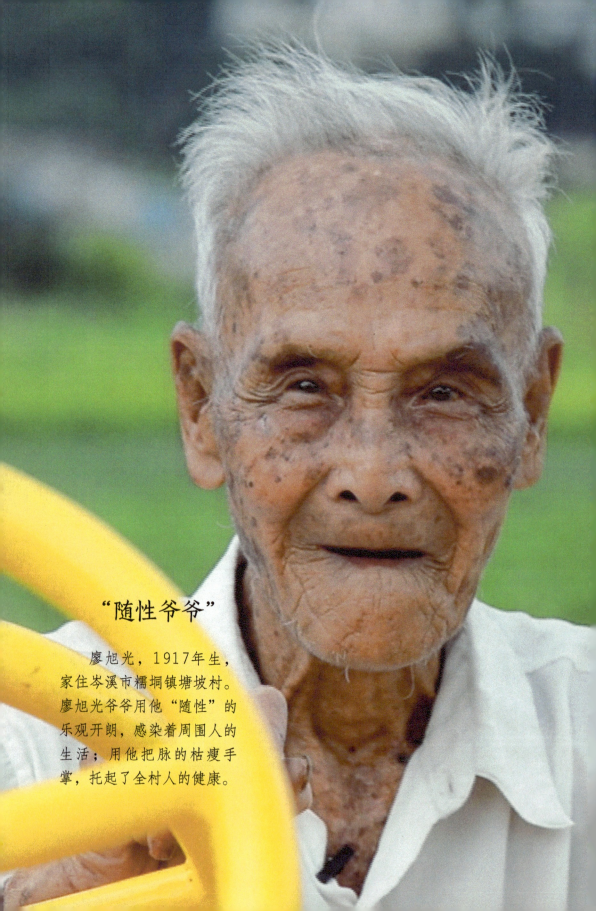

"随性爷爷"

廖旭光,1917年生,家住岑溪市糯垌镇塘坡村。廖旭光爷爷用他"随性"的乐观开朗,感染着周围人的生活;用他把脉的枯瘦手掌,托起了全村人的健康。

随性：

"随性爷爷"笑看百年人生

蒋婕

　　糯峒镇山清水秀，宜居养生。廖爷爷是廖家的第三代中医，就在这个小镇的塘坡村里，不求回报，用医术，用礼数，回馈乡亲父老。

　　廖爷爷最常说一句话："我是个很随性的人，我不像别人摆架子，我很随性的。"工作中的廖爷爷很严肃认真，生活中的他却形成强烈反差，他在生活中是个乐观开朗的"随性人"。廖爷爷平时是什么话都可以说，大大咧咧的，说笑话也可以，说错话也不介意，得罪人也不怕。

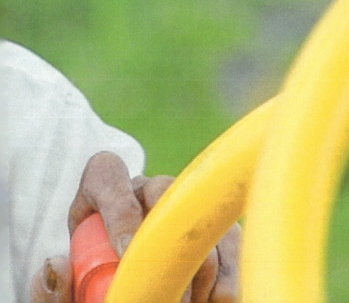

活得洒脱又快乐的廖爷爷还向我们展示他的篮球球技，居然还能投入篮板球，让现场的年轻人全都目瞪口呆了。

岑溪是岭南文化的传承地之一，学礼知礼讲礼是岑溪人的传统，而廖爷爷正是把这优良传统传承下来并传授他人的众多人之一。当年他在水库工作的时候，因为最讲礼数，被同事起了一个外号"廖礼"。

廖爷爷现场教我们岑溪古人是如何行礼的，还顺手借助旁边的"荷叶帽子"做道具，引得大家哄堂大笑，真是寓教于乐。

当我们问及廖爷爷如何看待现代人用智能手机时，他迅速变成了一张认真脸："你老是只看手机不尊重人。天下这么大，你只看手机能学到什么？"

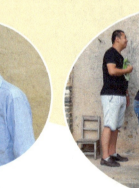

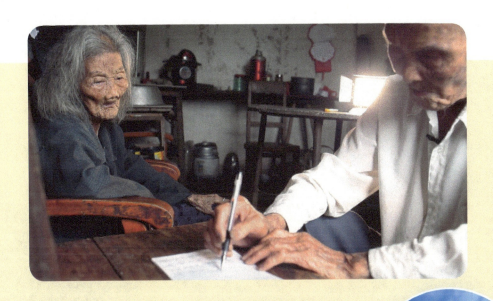

　　廖爷爷主动向我们提及一位好友身体有恙，他要去看望一下，我们便跟随前往。他的这位好友是一位同样白发苍苍的老奶奶，廖爷爷并没有过多询问老奶奶的病情，诊断了一下便非常熟练地开出药方递给了自己的孙子去抓药。孙子告诉我们才知道，这位老奶奶竟然是廖爷爷的亲家母，当时也有105岁高龄。"你爷爷最好了，我都不用出去看医生。"老奶奶对孙子感叹着。

　　给亲家母看完病，廖爷爷又回到自己纳凉的小房间抽起了旱烟："少抽多滋味，多抽坏肚皮。到我这个年纪，没有什么东西可以限制我了。"逍遥自在，活在当下，这就是廖爷爷的"随性法则"。

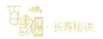

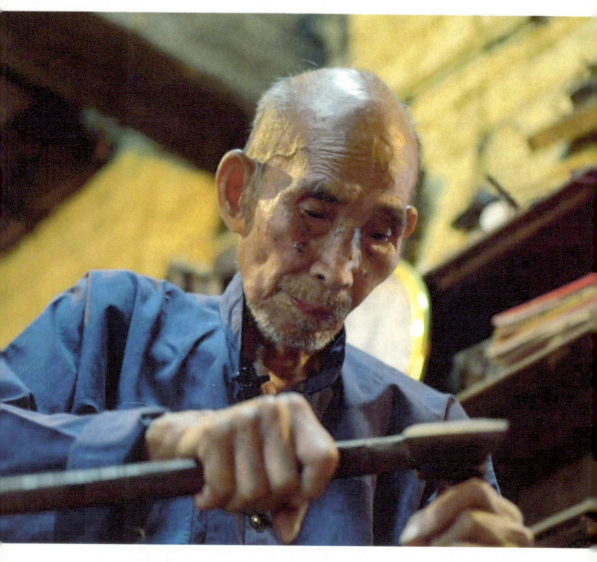

独具匠心的"八公"

施春林,1912年生,家住钦州市浦北县白石水镇新圩村五皇山景区附近。施春林爷爷是一位德高望重的老匠人,一辈子乐善好施、真诚待人,相熟之人都喜欢亲切地唤他一声"八公"。

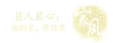

匠人匠心：
活到老，学到老

胡璇玥

　　施爷爷是白石水镇上一位德高望重的老匠人，有一身的本事，精通打造木具、铁具。施爷爷一辈子乐善好施，真诚待人，朴实的长寿奥秘，都蕴藏在他的一言一行中。

　　施爷爷有一儿一女，凑成了一个"好"字，膝下的孙辈现有40多个。施爷爷饮食清淡，既不抽烟，也不饮酒，偶尔喝点小茶，性格开朗，能说会道，平易近人，喜欢和人分享自己的故事。

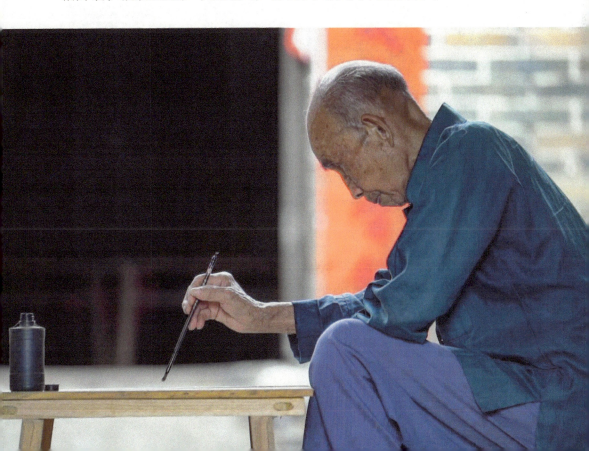

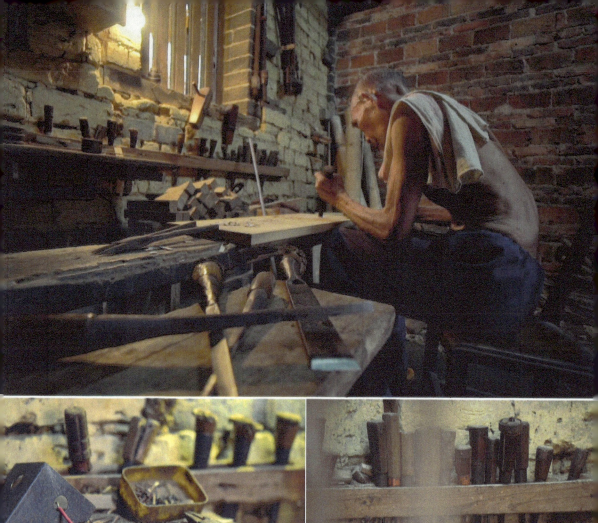

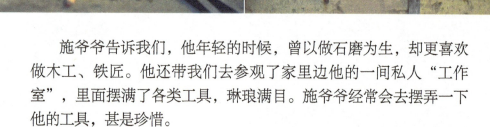

  施爷爷告诉我们，他年轻的时候，曾以做石磨为生，却更喜欢做木工、铁匠。他还带我们去参观了家里边他的一间私人"工作室"，里面摆满了各类工具，琳琅满目。施爷爷经常会去摆弄一下他的工具，甚是珍惜。

  家里的家具、务农的铁具，基本都是出自施爷爷之手，他说："自己的东西自己做，只有合适自己的才是最好的。"不仅如此，连邻居的所需所用，也都出自施爷爷之手，还不收取一分钱。

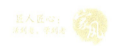

"八公啊，你可以帮我修一下这张凳子吗？"我们正聊着，邻居拿了家里破损的凳子前来找施爷爷。

"可以啊，我瞧瞧。"施爷爷拿起凳子打量，"这张凳子可以修的，不过我还是帮你做一张新的吧。"

施爷爷对邻居们的请求一向来者不拒，一个下午的功夫，他就把一张新凳子做好了。"都是邻里街坊的，只是一两张凳子，收钱干吗？"施爷爷跟我们念叨，"别人可以少你钱，但是你千万别少别人的，为人为己。"严于律己，宽以待人，这一直都是施爷爷做人做事的标准。

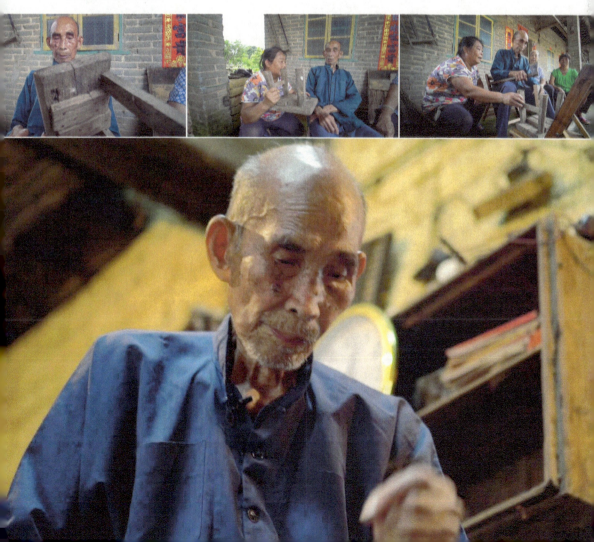

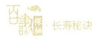
长寿秘诀

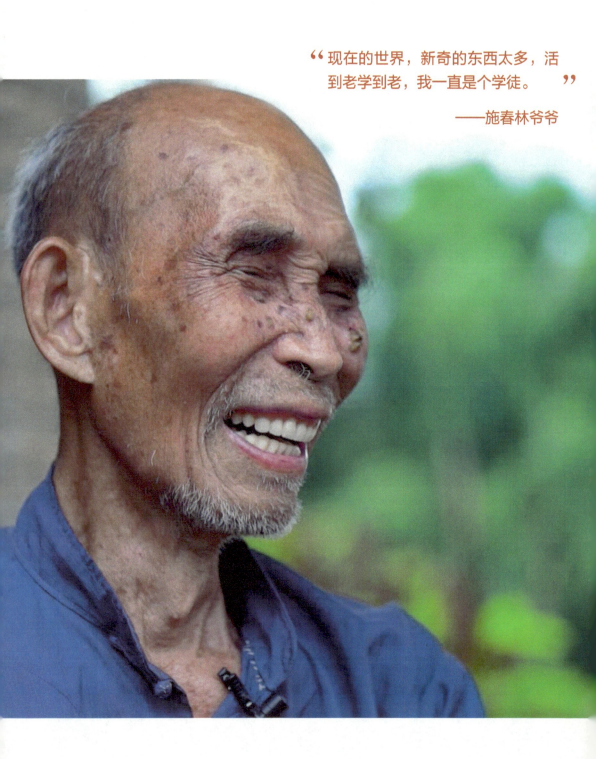

"现在的世界,新奇的东西太多,活到老学到老,我一直是个学徒。"

——施春林爷爷

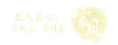

"我年轻的时候,救过一个落水的孩子。"健谈的施爷爷回忆道,"头些年他还一直来探望我。"

施爷爷从小就教育他的子孙们为人要忠厚,忠肝义胆,勤俭节约,勤学好问。"学到老,做到老,一山还有一山高,很多东西我不一定会,但是我会的我就自己做。"对待学习,施爷爷有着自己的态度,谦逊、不骄不躁。学无止境,施爷爷的一生都在学习。孙子们心疼施爷爷长期用手刨木头,特意为他定做了一个木工机车,施爷爷上手非常快。

施爷爷一辈子乐善好施,待人真诚,用他的质朴教会了一家人做人的道理。

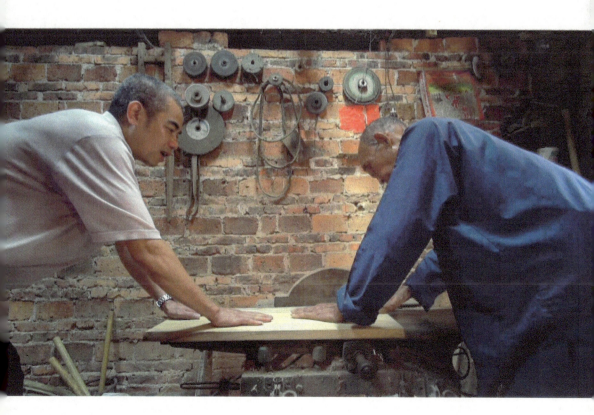

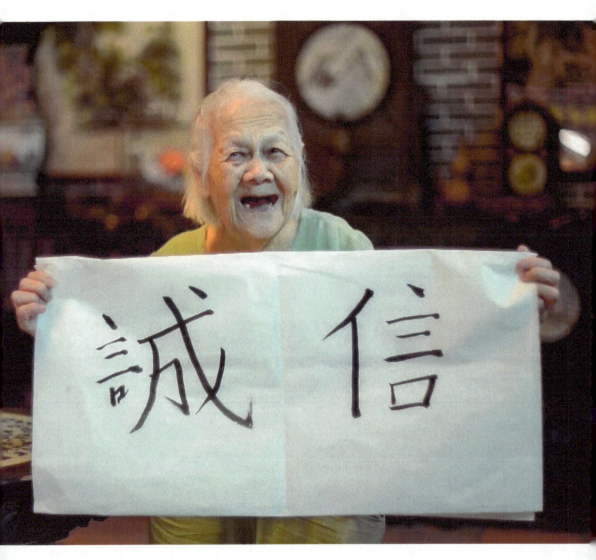

践行诚信的百岁商人

陈美英，1918年生，家住梧州市河东老城区骑楼城内。陈美英奶奶祖上从商，她从小对经商之道耳濡目染，平时一直身体力行地践行诚信经营。

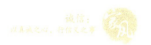

诚信：
以真诚之心，行信义之事

籍 翔

梧州古城素有"千年古城，百年商埠"之称，而梧州骑楼城见证了梧州繁华的商贸历史。陈奶奶祖上从商，因为诚信做生意，家族生意曾经在梧州的小商圈颇有名气，她亦从小对经商之道耳濡目染。

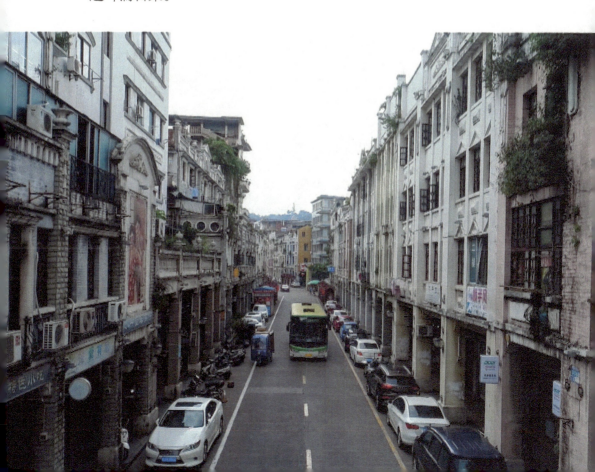

初见陈奶奶,她着一身淡蓝色的衣服,十分健谈,和蔼聪慧,有一种大家风范。相处一阵子,就更觉得陈奶奶是个知书达理、善解人意的老人家。

诚信家风传后代

"人言为信",做生意亦是如此,讲究诚信为本。在骑楼城里,陈奶奶家仍经营着一家小商铺,虽是小本生意,但一直秉承着诚信经营的理念,因此在当地人人皆知,街坊邻里都爱去陈奶奶的商铺买东西。"我父母教育我对人要忠诚老实,这样生意就会好了!"陈奶奶笑着对我们说。老实做人,诚信做事,这就是经商之道。

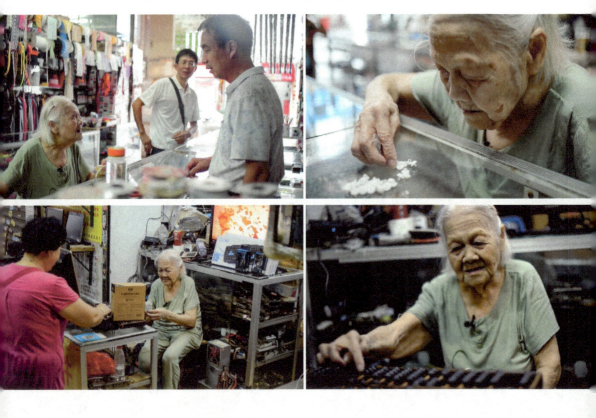

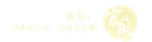

诚信虽无形,力量却无穷,好家风要传承。陈奶奶身体力行地践行诚信经营,还言传身教地把这个"无价之宝"传给子孙后代。她常手把手地教小曾孙写"诚信"二字,写的是字,传承的是精神。而她的子孙们也谨记祖训家规,把"诚信"贯彻到生活中。

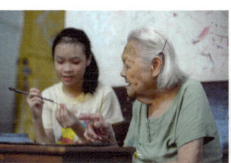
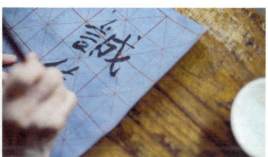
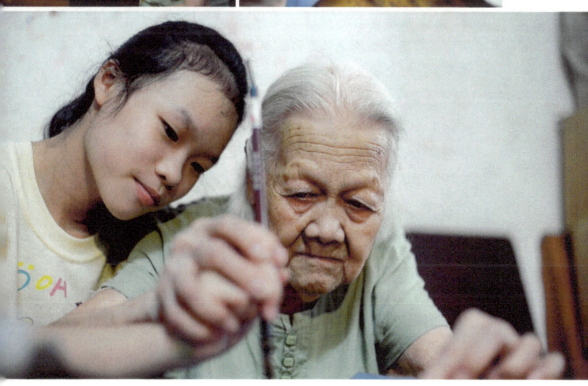

坚持锻炼身体好

陈奶奶家住十楼,每天坚持上下楼锻炼,是她的日常习惯。我们好奇地问陈奶奶,平日爬十层楼要几分钟。陈奶奶笑哈哈地说:"五分钟啊!"百岁高龄还有这么好的身体,这让我们十分惊叹。陈奶奶又笑了:"我习惯啦,习惯成自然嘛!哈哈哈……"

- 爬楼梯是一种有氧运动,主要的运动部位是大腿,亦能锻炼全身。

- 爬楼梯每次需要坚持30分钟以上,一步两个台阶效果更好。但应注意安全,避免踏空。

- 中老年人开始时应采取慢速,坚持一段时间后可逐步加快速度或延长时间,但不宜过于剧烈,否则会增加心肺负担。保持低强度,即运动时以略有气喘但仍可自由交谈的强度为宜。

陈奶奶说我们好不容易来一次梧州,一定要尝尝梧州的"老城味道",领略原汁原味的岭南风味。于是,陈奶奶步行带着我们走了好长一段路,到了一家"百年老店"去尝她从小就在这里吃到大、吃到老的"纸包鸡"。

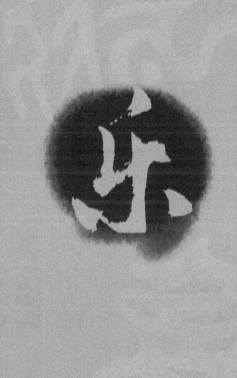

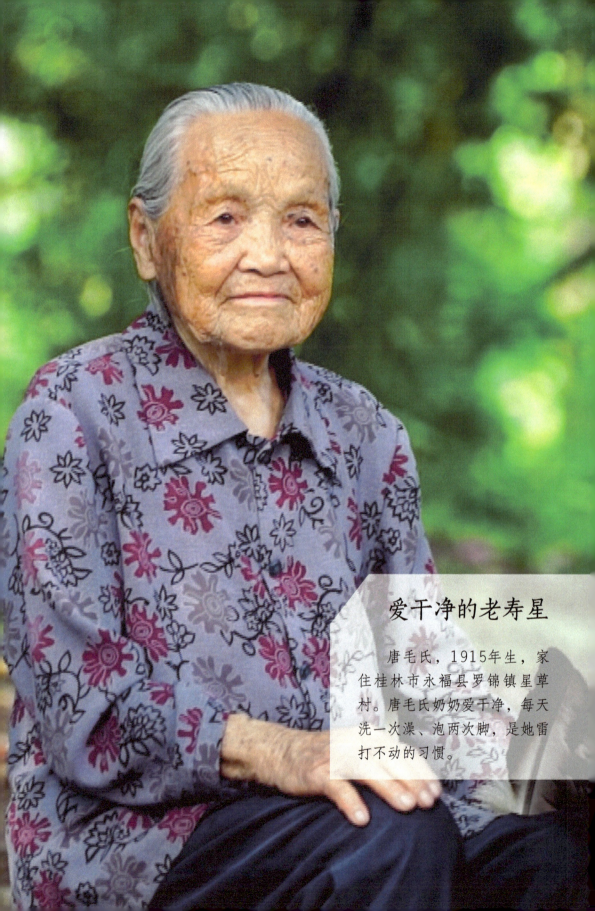

爱干净的老寿星

唐毛氏，1915年生，家住桂林市永福县罗锦镇星草村。唐毛氏奶奶爱干净，每天洗一次澡、泡两次脚，是她雷打不动的习惯。

热水泡脚：
泡出来的健康长寿

龙思云

爱干净的唐奶奶对自己的个人清洁可是一点也不含糊。"我每天都要洗，每晚都要烫的。"唐奶奶告诉我们，每天洗一次澡、泡两次脚，是她雷打不动的习惯。就算是在炎炎夏日里，唐奶奶也离不开泡脚桶。

唐奶奶说，很多人冬天都有睡前泡脚的习惯，其实夏天更应该勤泡脚。夏季用热水泡脚，不仅能预防脚部疾病、祛除暑湿，还能提高睡眠质量，对心血管也有一定好处。唐奶奶还念了一段话给我们听："中医认为，春天泡脚，升阳固脱；夏天泡脚，暑湿可祛；秋天泡脚，肺润肠濡；冬天泡脚，丹田温灼。"

虽说是用热水泡脚，但唐奶奶泡得很讲究，水不能过烫，时间不能过久，一切追求适度。

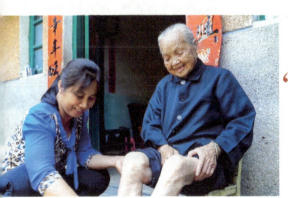

"洗干净就行了，我不洗很久的。"
——唐毛氏奶奶

● 温度以40至45摄氏度为宜，水温太高不仅对心脑血管病患者不利，且容易破坏足部皮肤表面的皮脂膜，让角质层干燥甚至皲裂。

● 每次泡脚的时间以不超过半小时为宜，因为泡脚时人体血液循环和心率会加快，时间太长会增加心脏负担。

● 饭后一小时再泡脚为宜，饭后半小时内不宜泡脚，否则会影响消化吸收。

● 泡脚后脚部死皮变软时，涂抹磨砂膏用手指打圈按摩，可加强去死皮的效果。

用40至45摄氏度的热水泡脚20分钟，一年四季、一天两次，有助于活血通络、消除疲劳，对闲不住的唐奶奶来说是最好不过的放松养生方法，至于按摩，就交给大儿媳和孙媳妇代劳了。

唐奶奶还多提醒了一句，泡脚时如果能根据自身特点适量放点中草药就更好了，但具体放什么中草药则是因人而异的。膝关节不好的中老年人，最好在泡脚的同时热敷膝盖，可以祛风寒，缓解风湿骨痛。

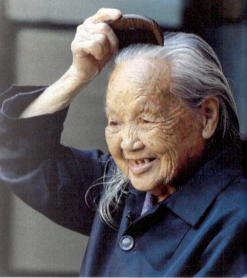

- 怕冷、容易手脚冰凉的人可以用生姜水泡脚,取15克左右的生姜煮沸晾凉后即可。

- 桂皮泡脚,对因肾病引起的浮肿有较好的缓解作用。

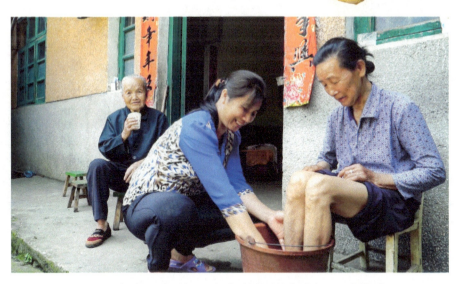

"泡脚是好的,我也学妈妈泡脚。"唐奶奶80岁的大儿媳笑着说,"她一直这么泡脚,都没什么病痛。你看,我都驼背了,她的腰还没我弯呢。"

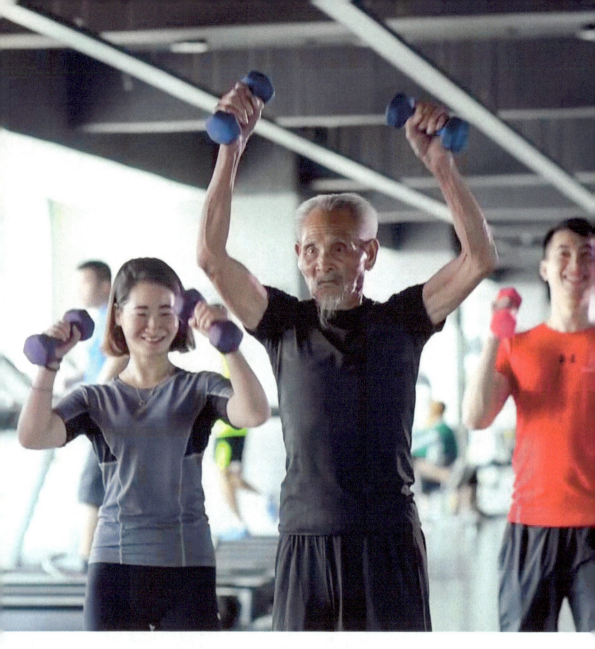

百岁"健身达人"

  伍成贵，1915年生，家住桂林市全州县城。伍成贵爷爷拥有上百岁的年龄、堪比年轻人的体魄，是当地耳熟能详的"健身达人"。

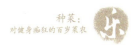

种菜：
对健身痴狂的百岁菜农

闫哲

健身房似乎是年轻人的天下，很少见到老年人的身影。但今天，我们在健身馆中见到了一位白发苍苍的老者和一群年轻人在"比试身手"。比肌肉，比腕力，比平衡力，伍爷爷一点不输年轻人。

伍爷爷打起拳来也是风生水起。"打东西太轻了，没有赤手空拳过瘾。"正在畅快淋漓打拳的伍爷爷笑眯眯地对我们说。健身馆里回响着伍爷爷打拳的声音。"用力才打得起来，不用力打不起来的。"伍爷爷看我们跃跃欲试，忍不住教起我们打拳的诀窍来。

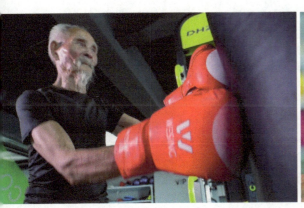
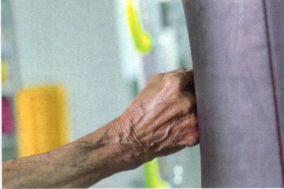

原来，伍爷爷从小开始学武，年少时，无论刮风下雨，每天早上他都起来打拳，即使是现在，这个习惯也不曾改变。外练筋骨皮，内练精气神，不仅可以强身健体，还可以锻炼人的意志力。

对于热爱健身的人来说，任何地方都能找到适合自己的锻炼方法。

伍爷爷是个实打实的农民，即使年过百岁，每天的劳作是必不可少的。伍爷爷笑说劳作也是他独特的健身方法。伍爷爷每天都要去山上砍柴，一把弯刀，手一挥，声一响，手起刀落间，树枝便被砍下了。伍爷爷说，砍树可以锻炼自己的臂力，也可以锻炼自己的下盘。

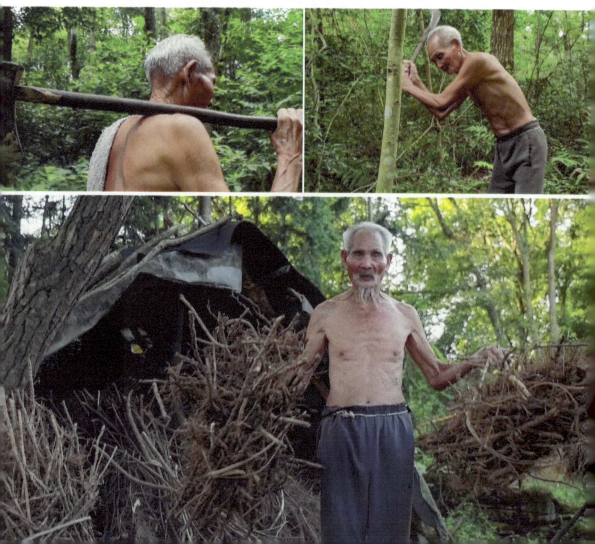

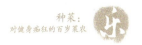

种菜：
对健身痴狂的百岁菜农

作为土生土长的农民，伍爷爷热爱自己的那一亩三分地，每天都会去打理。除草，锄地，种菜，就是伍爷爷热爱这片土地的方式。伍爷爷在自家的地里种了一些蔬菜，每天吃的都是这些新鲜健康环保的蔬菜。打理自己的田地，不仅能收获无公害的食物，还能达到锻炼的效果，真是一举两得。

每天都在锻炼，每天都吃着绿色健康的食物，每天都开开心心，这或许就是伍成贵爷爷的长寿秘诀。

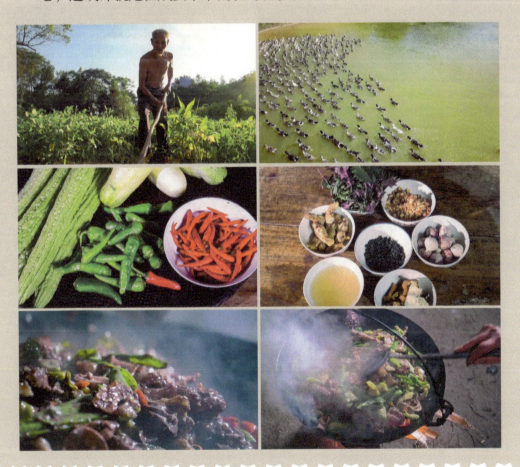

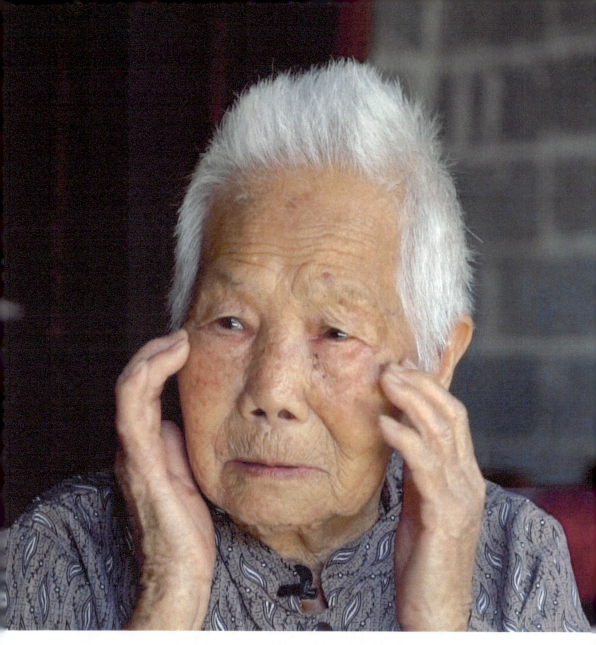

用"牛奶"护肤的"睡神"

曾妹幼,1912年生,家住南宁市马山县林圩镇大塘村。曾奶奶非常爱睡觉,每日睡觉的时间特别长,村里人都说她像只长寿龟。她还特别注重脸部保养,而且绝不将就,所使用的护肤品绝对原生态、无添加、"平靓正"。

睡觉+护肤：
常睡美容觉，护肤葆青春

胡璇玥　周金兰

第一次见到曾奶奶的时候，已是傍晚，太阳下山，去到家里不见她，我们只得四处寻找，终于在太阳快落山前，在村尾山边的一块菜地里寻到了她。

曾奶奶正在地里劳作，一头干练的银色短发，皮肤光亮，性格开朗，精神状态也极好，我们根本没法相信眼前这位老人竟已过百岁。

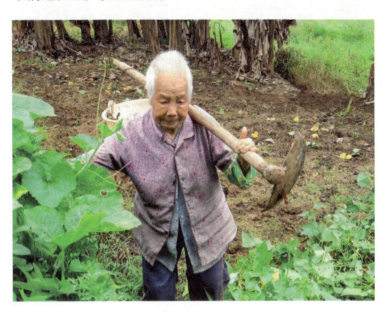

常睡美容觉葆青春

曾奶奶并不像常人那样过着日出而作、日落而归的生活，虽然她每天都会在傍晚时分往菜地里钻，但是比起劳作，她似乎更爱睡觉。

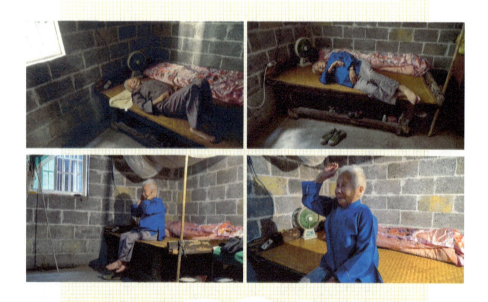

"站着不如坐着，坐着不如躺着，就算睡不着我也喜欢在床上闭目养神。"

——曾妹幼奶奶

"这边走,左边……带你出来玩像赶牛一样。"刚睡午觉起来,曾奶奶就在村里悠哉游哉地遛着她的小乌龟,"我就喜欢这乌龟,做什么都是慢悠悠的。"

"奶奶她一天到晚都在睡觉,比婴儿还能睡,属'乌龟'的,就只管睡觉。"曾奶奶的孙媳妇笑着和我们说。

乌龟不但"懒于行动",还是"瞌睡虫",一年里既要冬眠又要夏眠,平时一天就能睡15个小时以上。而曾奶奶平日里最大的爱好也是睡觉,不仅爱睡,还睡得特别久。她晚上8点多睡到第二天正午,吃饱了午饭,一会功夫,又要睡午觉了。这生活的节奏和乌龟非常相似,怪不得村里人都说曾奶奶是"长寿龟"。

"事情都要慢慢做,急不来的。"曾奶奶说。曾奶奶做事也是有条不紊的,凡事都喜欢慢慢来。看来这种静养的方式也是曾奶奶健康长寿、倍显年轻的秘诀。

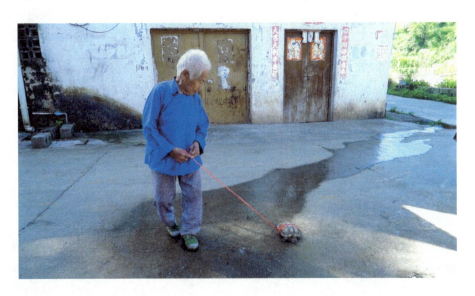

● 子时入睡最养阴，最好在每晚子时（晚上11点至第二天凌晨1点）入睡。

● 身睡如弓效果好，"睡如弓"能够减少地心对人体的作用力，让人感觉轻松舒适。

● 睡觉方位有讲究，春夏属阳，头宜朝东卧；秋冬属阴，头宜朝西卧。

● 吃得太饱睡不好，会造成胃肠负担加重，导致消化不良，影响睡眠质量。

● 暖腹睡眠最宜人，一定要让腹部温暖，腹暖则五脏暖，五脏暖则气血运行通畅。

● 能好眠者可长寿，良好的睡眠能促使身体组织生长发育和自我修补，增强免疫力，这对养生至关重要。

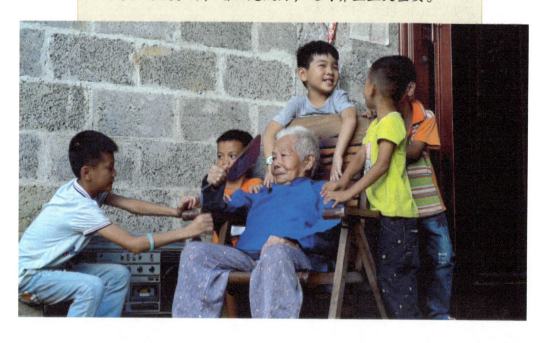

用最便宜的"天然爽肤水"护肤

曾奶奶告诉我们,她百多年来,一直在用一款农家明星护肤产品——淘米水。

"从娘胎里出来,我的皮肤就很好了。你看,我现在还没有什么皱纹吧?"曾奶奶抚摸着她那依旧光滑的皮肤傲娇地向我们说。确实,别看曾奶奶的头发花白了,但她的皮肤看起来比七八十岁老人的还要好。

一日之计在于晨,护肤当然也不例外。每天清晨,曾奶奶将淘米水倒进洗脸盆,拿到天井,阳光照到淘米水上,越发显得奶白。我们也忍不住试了一下,掬一捧水,泼到脸上,凉凉的淘米水触碰到脸,能感受到它在脸上流动的轨迹,带走了脸上的油腻、污垢,留下丝滑的触感。曾奶奶用淘米水洗脸的程序还颇为讲究。

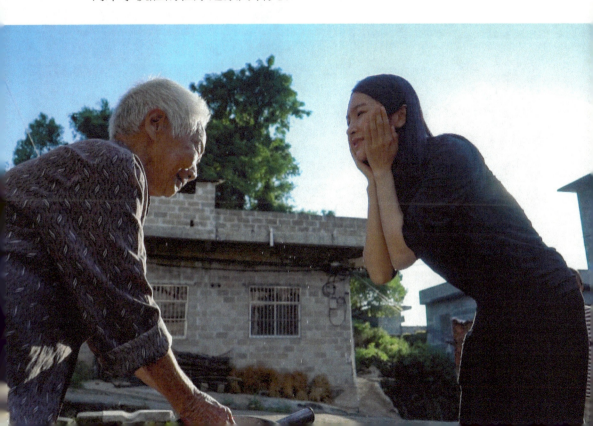

● 把白米放入淘米器具中，倒入自来水先洗一次，轻轻搓洗后把水倒掉，再洗一次，留下第二次的淘米水。

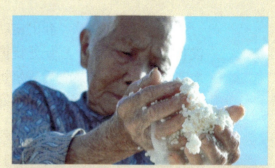

● 把留下的淘米水放置一晚上，沉淀后舀出上面乳白色的水，再加入约1.5倍的温水，才可直接用来洗脸。

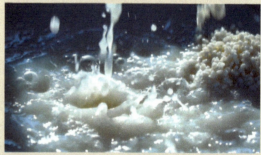

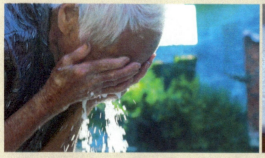

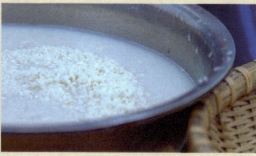

曾奶奶说，她的好皮肤得益于她经常用淘米水洗脸。她每天早晚用淘米水洗脸，使得她的肌肤越来越光滑细腻，比同龄人显得更年轻。

淘米水中溶解了一些淀粉、蛋白质、维生素等，是肌肤所需的营养成分，是一种天然的"洗面奶"，无任何添加剂，坚持使用可分解脸上的油污、淡化色素和防止出现脂肪粒等，还可美白养颜，改善肌肤问题。

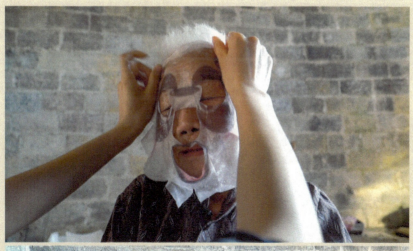

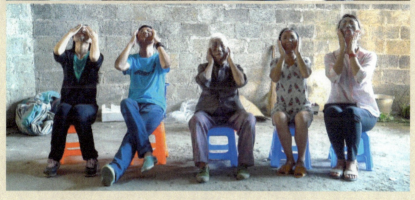

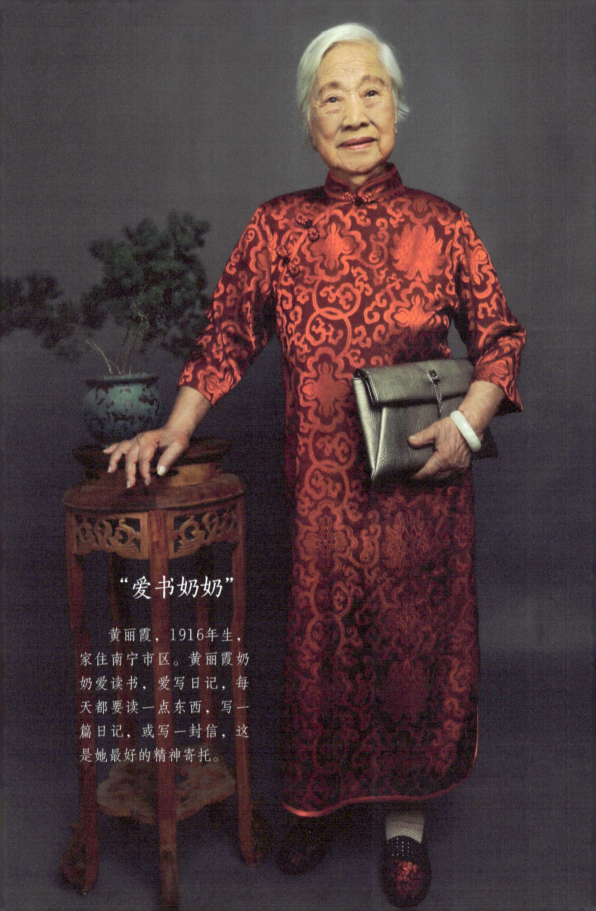

"爱书奶奶"

黄丽霞,1916年生,家住南宁市区。黄丽霞奶奶爱读书,爱写日记,每天都要读一点东西,写一篇日记,或写一封信,这是她最好的精神寄托。

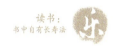

读书：
书中自有长寿法

邓丹阳　周金兰

初见黄奶奶，便觉得这是一位睿智的老人，花白的头发，高高的鼻梁上架着一副有一定年头的眼镜，双眼炯炯有神，身着素雅的服装，手捧一本书，静静地坐在窗前阅读。一缕阳光洒在黄奶奶身上，画面如此安静祥和，我们不敢随便闯入，害怕打扰到这如此美好的氛围。

黄奶奶还是发现了我们，她放下手中的书，轻轻地向我们招手，我们这才进了屋。黄奶奶告诉我们，她刚刚读的是《红楼梦》。黄奶奶还说，她平时的爱好就是读书，家里都是书，有旧书有新书，最老旧的书是1985年版的《辞源》。闲暇时间读一读书，就是黄奶奶最快乐的时光。

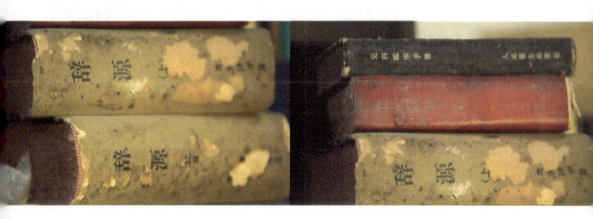

爱读书的黄奶奶至今还保持着写日记、写信的习惯。黄奶奶拉开一个老旧的抽屉，里边满满的都是未寄出的书信，她说这里面最多的便是写给已故丈夫的书信。"子柱啊，你去世以后，经济压力很大，养育子女压力很大。儿女成长，时光易逝，转眼几十年，儿女长大了，我也老了。"黄奶奶抽出一封信，把对丈夫的思念读给我们听。

黄奶奶42岁的时候，年仅47岁的丈夫因病永远离开了她，家庭的重担突然都落到了她身上，不仅要独自一人抚育儿女，还要承受失去爱人的痛苦。双重打击之下，黄奶奶并没有放弃希望，不能继续向爱人诉说，她便把思念写下来，每天一篇日记，或者写一封信。

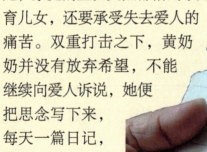

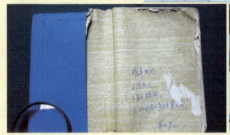

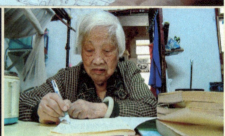

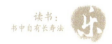

读书：
书中自有长寿法

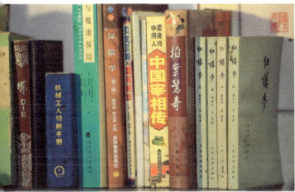

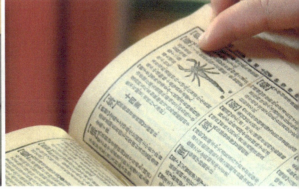

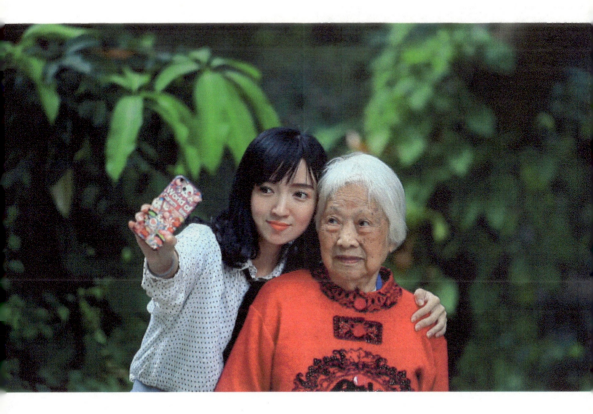

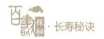

虽然信已不能寄出去,但黄奶奶知道,在天上的爱人一定是收到了。人虽故,情长存,一封封未寄出的书信,字里行间都是浓浓的思念,一字一句都寄托着满满的爱。

书中自有黄金屋,字里行间满是爱。读书可使人识史明智、提升教养,亦可令人修身养性、延年益寿。爱读书写字的黄奶奶,读着,写着,就长寿了百年。

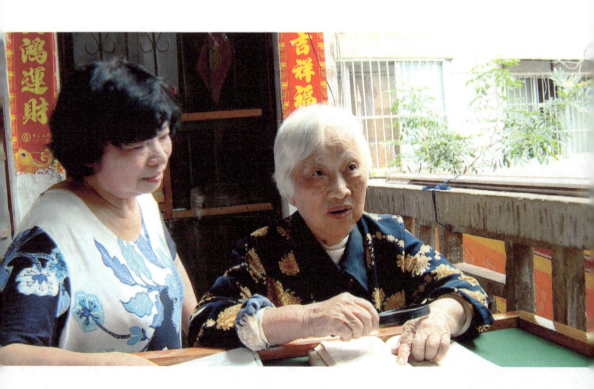

读书：
书中自有长寿法

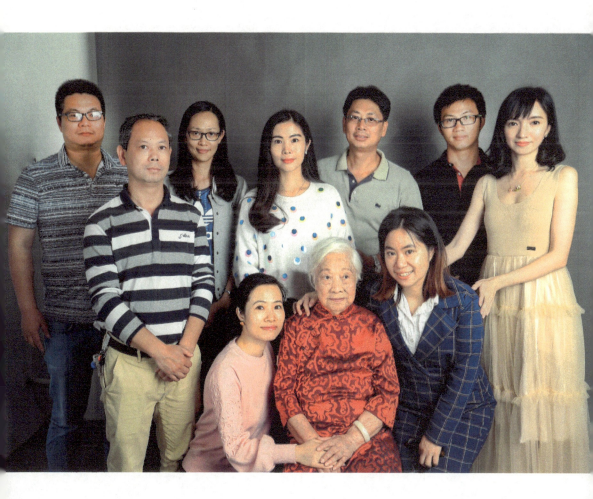

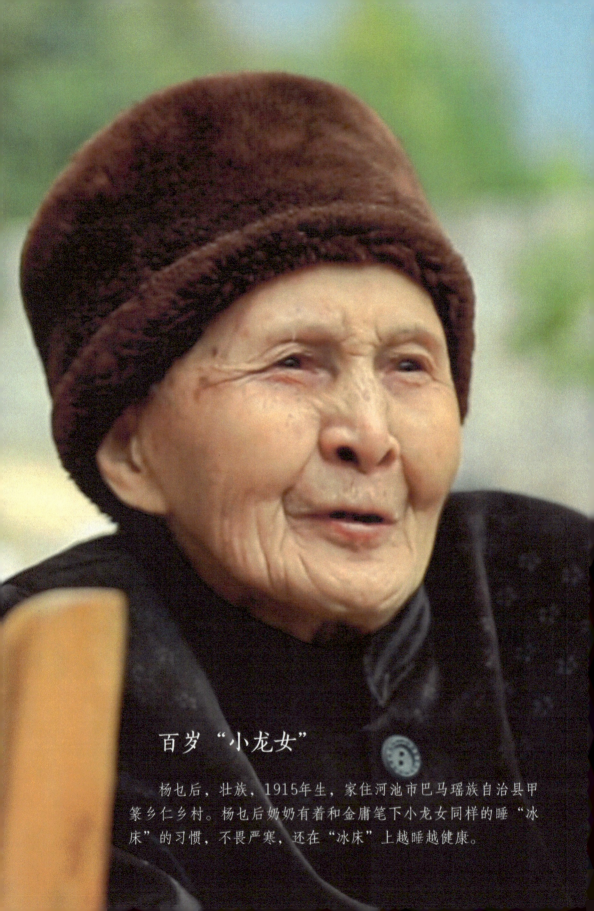

百岁"小龙女"

杨乜后,壮族,1915年生,家住河池市巴马瑶族自治县甲篆乡仁乡村。杨乜后奶奶有着和金庸笔下小龙女同样的睡"冰床"的习惯,不畏严寒,还在"冰床"上越睡越健康。

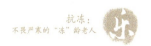

抗冻：
不畏严寒的"冻"龄老人

胡璇玥

  杨奶奶在巴马可是奇迹一般的存在，原因有二：其一，其家族有四位百岁老人，两兄弟黄卷辉、黄卷光和两妯娌黄乜规、杨乜后纷纷踏入百岁行列，连"死神"都对这个家族望而却步，堪称奇迹；其二，不论春夏秋冬，杨奶奶都喜好食冷饭，喝凉水，洗冷水头，睡凉席，惊为天人。

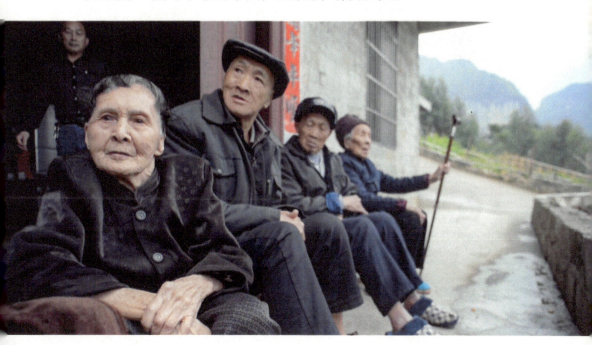

杨奶奶身上有"三怪"

"一怪",杨奶奶在10摄氏度以下的大冬天,用冷水洗头,冬天山里夜晚接近0摄氏度也坚持睡凉席。我们到杨奶奶家的时候正是冬季,气温不足10摄氏度,儿媳妇从屋内提出了一桶凉水,杨奶奶竟然直接用凉水洗头。"随便多冷的水,她都能洗!"儿媳妇告诉我们,"而且也不感冒,不发烧。"杨奶奶的床上还铺着夏天用的凉席。"我奶奶冬天也是睡凉席的,都习惯了。"小孙女指着凉席说。

"二怪",杨奶奶不管天气多冷,保暖衣服都不会多穿,从不烤火。天气寒冷,就算是我们年轻人也忍不住捂捂热水袋、烤烤火,可杨奶奶却丝毫用不上。

"三怪",杨奶奶饭冷了从不加热,直接吃,只爱喝凉水,因为喝热水她咽不下去。更神奇的是,即使这样,杨奶奶都从来不感冒也不发烧,健康活过了百岁。

杨奶奶这"冰床""冷食""凉水澡"的习惯真是罕见,可杨奶奶说,这些都是她从小养成的生活习惯。想来除了杨奶奶自身体质的原因,还有赖于巴马得天独厚的自然环境。这里虽然没有严冬,但是巴马全年平均气温20摄氏度以下,南方的冬季没有供暖,经常冷得刺骨。

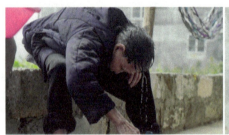 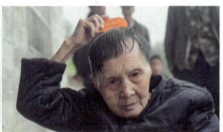

巴马当地有着"低温长寿"的说法,且在众多的养生法中,"低温长寿说"已被越来越多的人所认可。一些学者甚至预言,低温保健将成为21世纪的时尚养生法。

- 低温长寿:《黄帝内经》载"高者其气寿,下者其气夭",就是说高处气温低,住在那里的人寿命长;低处气温高,生活在那里的人寿命偏短。

- 低温烹调:低温烹调既能降低高温烹饪时产生致癌物的概率,又能最大限度地保存食物养分,可谓一举两得。

- 低温睡眠:冬天里必须要杜绝熬夜,每晚要确保充足的睡眠,尤其是对于中老年人来说,更是切忌夜生活过度。

- 低温养生要注意:少穿衣但要保暖,冷水浴习惯需要长时间的锻炼,应少食"生冷",阳虚体质的人不宜低温养生等。温馨提示:请根据自身情况选择适合的养生方法,不宜盲目模仿。

金庸大侠笔下的小龙女在"冰床"上修炼内功心法一年抵十年,还能强身健体、延年益寿。杨奶奶的长寿秘诀似乎与那古墓派的功夫相同,让她不畏严寒,在"冰床"上越睡越健康,还睡到了长寿百年。